泌尿外科典型病例

MINIAO WAIKE DIANXING BINGLI

主　编　郝　川　李承勇

U0202317

上海科学技术文献出版社
Shanghai Scientific and Technological Literature Press

图书在版编目（CIP）数据

泌尿外科典型病例 / 郝川，李承勇主编 . -- 上海：
上海科学技术文献出版社，2022
ISBN 978-7-5439-8575-9

Ⅰ . ①泌… Ⅱ . ①郝… ②李… Ⅲ . ①泌尿系统疾病
—病案 Ⅳ . ① R69

中国版本图书馆 CIP 数据核字（2022）第 098711 号

策划编辑：张　树
责任编辑：应丽春
封面设计：李　楠

泌尿外科典型病例

MINIAO WAIKE DIANXING BINGLI

主　　编：郝　川　李承勇
出版发行：上海科学技术文献出版社
地　　址：上海市长乐路 746 号
邮政编码：200040
经　　销：全国新华书店
印　　刷：朗翔印刷（天津）有限公司
开　　本：787mm×1092mm　1/16
印　　张：12
版　　次：2022 年 7 月第 1 版　2022 年 7 月第 1 次印刷
书　　号：ISBN 978-7-5439-8575-9
定　　价：158.00 元

http：//www.sstlp.com

《泌尿外科典型病例》

主 编

郝 川 李承勇

副主编

李双平 王振兴 裴 亮

编 委

郝 川 李承勇 郭晓华

李双平 史 舒 王振兴

裴 亮 郝志轩 郭 超

胡少华 孟建国 郭 强

张九丰 张峻龙 顾 勇

王璟琦 兰晓煦 任来成

主编简介

第一主编

郝川，主任医师，硕士生导师，现任山西医科大学第二医院泌尿科主任。兼任 CUA 感染与炎症学组、女性泌尿外科学组委员，中国医师协会泌尿外科医师分会委员，中国医师协会男科与性医学医师分会委员，山西省医学会泌尿外科专业委员会副主任委员，山西省医学会男科学专业委员会副主任委员，山西省医师协会泌尿外科医师分会副会长，山西省医师协会男科与性医学医师分会副会长。

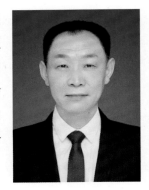

第二主编

李承勇，副主任医师，现任职于山西医科大学第二医院泌尿科。兼任山西省医学会泌尿外科专业青年委员会副主任委员，山西省医学会泌尿外科分会委员，山西省医师协会男科分会委员，山西省性学会常务委员。

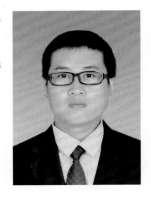

前　言

　　山西医科大学第二医院泌尿外科，是山西省设立最早的泌尿外科专业，经过近 60 年的积淀现为山西省医学重点建设学科。随着现代医学科学技术的发展，我院泌尿外科技术有了长足的发展，新的诊疗技术不断应用推广，对泌尿外科疾病的发生发展有了更深入的认识，科室自成立之日起，老一辈医学家们高超的技艺及严谨的治学之风薪火相传。泌尿外科建立的查房巡诊制度及多学科联合查房会诊制度几十年来积累了大量的常见病、少见病及罕见病的诊治经验。这些诊疗资料记录完整，诊治经过详尽，特整理出版《泌尿外科典型病例》一书。本书汇集了大量的常见病例及部分罕见病例，具有极高的临床参考价值。

　　本书共分为 2 篇 13 章，共 51 个病例，内容涵盖了泌尿及男性生殖系统先天性畸形、泌尿系统损伤、泌尿及男性生殖系统感染、泌尿系统梗阻、尿石症、泌尿及男性生殖系统肿瘤、肾上腺疾病、肾囊性疾病及其他泌尿疾病。本书中的病例不仅以详细的文字对症状、体格检查、辅助检查、诊疗经过进行描述，更配有图片进行阐述。本书中的病例都是我们从临床实践中学习的体会，这些真实的案例是临床思辩的记录，对泌尿外科专科知识进行深入的探讨。愿本书可以为泌尿外科青年医师提供临床诊断和治疗的参考。本书中增加了部分少见病及罕见病的诊疗经验，内容难免出现疏漏，希望广大读者多提宝贵意见，待日后再版时修正。

　　延续百年传承，立足新的时代。山西医科大学第二医院泌尿外科将继往开来，再续新篇。向山西医科大学第二医院泌尿外科的非凡历史和为科室作出巨大贡献的前辈致敬！向山西医科大学第二医院泌尿外科精医图强的传承精神致敬！感谢所有对本书编写付出努力的医师、医学生及相关人员，是他们在繁忙的工作之余付出了艰辛的努力才使本书得以顺利出版，本书承蒙上海科学技术文献出版社厚爱，在此一并深表感谢！

郝　川

2022 年 1 月

目　录

第一篇　基础知识

第一章　泌尿及男性生殖系统的常见症状

泌尿、男性生殖系统外科疾病的主要症状可概括为四类：①无症状，如无功能肾上腺偶发瘤、肾囊肿、肾肿瘤、肾结石等，早期无明显症状，仅在健康体检或其他检查时被发现；②与泌尿系统或男性生殖系统直接相关的症状，如血尿、尿失禁、阴囊包块等；③全身症状，如寒战、发热、盗汗、消瘦等；④与其他系统相关症状，如骨痛、恶心、呕吐等。本章主要介绍疼痛、下尿路症状、尿失禁、尿量和尿液异常、性功能障碍。

第一节　疼　痛

疼痛常由泌尿、男性生殖系统梗阻或感染所致。肾或输尿管结石阻塞上尿路时，常引起非常剧烈的肾绞痛。值得注意的是，大结石甚至是鹿角形结石，未造成尿路梗阻时可以表现为完全无症状；相反，肾盂输尿管连接部或输尿管膀胱交界处很小的结石即可引起剧烈疼痛。虽然肾脏鹿角形结石，但患者可以无明显腰痛不适，输尿管结石虽小，却导致顽固性疼痛，经留置双 J 管并使结石移位后才使疼痛缓解。实质性脏器感染时，组织水肿，器官包膜受到牵张，从而引起疼痛，如急性肾盂肾炎、急性前列腺炎、急性附睾炎的疼痛非常剧烈；空腔脏器的黏膜发炎时，如膀胱炎、尿道炎，则主要表现为不舒服感，疼痛不严重。其他少见的疼痛原因包括组织缺血，如急性肾梗死、睾丸扭转；进展期肿瘤继发尿路梗阻或侵犯邻近神经时，才出现疼痛。

一、肾脏疼痛

肾脏痛多由炎症和梗阻致肾包膜急性扩张引起，疼痛部位常见于患侧肋脊角，即

1

十二肋缘下骶棘肌外侧，也可能绕过胁腹部向上腹部和脐周放射，甚至引起同侧睾丸和阴唇痛。炎症引起的疼痛常表现为持续性钝痛；梗阻引起的疼痛多为阵发性；输尿管连接部梗阻（UPJO）常引起肾绞痛。由于腹腔神经丛的反射性刺激和邻近器官（肝脏、胰腺、十二指肠、胆囊和结肠）的影响，肾脏痛常伴发恶心、呕吐、腹胀等胃肠道症状。

二、输尿管痛

输尿管痛常见于结石或凝血块等引起的急性输尿管梗阻，梗阻以上输尿管扩张可引起持续性钝痛。为减轻梗阻，输尿管蠕动增强，引起输尿管平滑肌痉挛，常表现为绞痛。根据疼痛放射的部位可判断输尿管梗阻的位置，上段输尿管梗阻引起的疼痛与肾脏疾病引起的疼痛类似，这是因为上段输尿管的神经支配与肾脏的神经支配相类似；中段输尿管梗阻引起的疼痛，右侧放射至右下腹（麦氏点），类似于阑尾炎，左侧放射至左下腹，类似于憩室炎；下端输尿管梗阻常引起尿频、尿急等膀胱刺激症状和耻骨上不适，男患者可沿尿道放射至阴茎头部。需注意的是，输尿管慢性梗阻和轻微梗阻很少引起疼痛，如输尿管肿瘤极少出现疼痛。

三、膀胱痛

膀胱痛最常见于两种情况：一是急性尿潴留引起的膀胱过度膨胀，表现为耻骨上区持续性胀痛。慢性尿潴留即便残余尿量超过1000ml，甚至双肾积水和肾功能不全时，也很少引起膀胱痛，临床常见于良性前列腺增生、膀胱颈梗阻、尿道狭窄等引起的慢性下尿路梗阻，以及脊髓损伤和糖尿病等引起的低张力性神经源性膀胱；二是膀胱炎，表现为间歇性耻骨上区不适。细菌性膀胱炎和间质性膀胱炎患者，膀胱充盈时疼痛加重，排尿后疼痛缓解或减轻；膀胱炎患者有时表现为排尿末耻骨上刺痛加剧，还可能向远端尿道放射，伴尿频、尿道烧灼痛。

四、前列腺痛

前列腺炎继发组织水肿和包膜牵张引起前列腺痛，前列腺痛定位模糊，患者可能主诉下腹部、腹股沟、会阴部、腰骶部、阴茎、直肠疼痛，常伴尿频、尿急，前列腺水肿严重时，引发急性尿潴留。

五、阴茎痛

松软状态下的阴茎痛常由膀胱或尿道炎引起，可放射到尿道口；包皮嵌顿引起静脉回流受阻和龟头充血水肿，也引起阴茎痛；勃起状态下的阴茎痛常见于阴茎异常勃起和阴茎硬结症。

六、阴囊痛

阴囊痛分为原发性疼痛和放射痛。原发性阴囊痛又表现为急性和慢性两种情况，急性阴囊通常继发于急性附睾炎和睾丸或睾丸附件扭转，疼痛剧烈；阴囊壁自身的炎症如毛囊炎、皮脂腺囊肿也能引起局部疼痛；Fournier 坏疽临床少见，但可引起阴囊剧烈疼痛。慢性阴囊通多见于鞘膜积液、精索静脉曲张、睾丸肿瘤，表现为钝痛、坠胀。肾脏和腹膜后病变，腹股沟疝引起的疼痛可向阴囊放射。

（郝　川）

第二节　下尿路症状

尿液由肾脏连续不断生成，经肾盏、肾盂、输尿管进入膀胱，在膀胱内储存到一定量时，再间断经尿道排出体外。膀胱具有储尿功能和排尿功能，排尿周期分为储尿期和排尿期。下尿路症状（lower urinary tract symptoms，LUTS）是所有排尿相关症状的总称，包括储尿期症状和排尿期症状，近年来排尿后症状也引起普遍关注；储尿期症状以刺激症状为主，排尿期症状以梗阻症状为主，排尿后症状包括排尿不尽感和尿后滴沥。

一、排尿生理

排尿反射是一种脊髓反射，该反射在排尿反射初级中枢（$S_{2\sim4}$ 脊髓水平）就能完成，并受高级中枢（脑桥和大脑皮质）的调控。引起排尿反射的主要因素是膀胱内压的升高，在储尿过程的早期，随膀胱内尿量的增多，膀胱内压仅有微小升高，反映出膀胱良好的顺应性；当膀胱充盈的尿量达到一定程度时，膀胱内压超过 $10cmH_2O$，刺激膀胱壁的牵张感受器，信号通过盆神经传入到 $S_{2\sim4}$ 脊髓初级排尿反射中枢以及脑干和大脑皮质的高级排尿反射中枢，并产生尿意。排尿反射启动时，冲动沿盆神经传出，引起膀胱逼尿肌收缩，尿道括约肌松弛，使尿液排出。排尿末期，通过尿道海绵体肌收缩，可将残留在尿道内的尿液排出体外。当有尿意而环境不允许排尿时，可通过高级排尿反射中枢有意识地抑制排尿；在排尿过程中，也可以通过大脑皮层高级中枢有意识地中断排尿。

二、刺激症状

1. 尿频（frequency）　正常成人白天排尿 4～6 次，夜间排尿 0～2 次，排尿次数明显增多称为尿频，严重时几分钟排尿一次，每次尿量仅几毫升。尿频的病因可概括为尿量增多或（和）膀胱容量减少。生理性尿频见于大量饮水、食用利尿食物，以及精神紧张或气候寒冷时；病理性尿量增多常见于糖尿病、尿崩症、急性肾衰竭的多尿期，尿量增多引起尿频特点是排尿次数增多，而每次尿量正常。膀胱容量减少主要分三种情况：一是解剖性膀胱容量减小，如结核性挛缩膀胱、间质性膀胱炎、巨大膀胱占位等；二是膀胱残余尿量增多引起的膀胱有效容量减少，常见于前列腺增生、尿道狭窄等下尿路梗阻、低张性神经源性膀胱；三是由于炎性水肿或膀胱顺应性降低引起的功能性膀胱容量减少，常见于泌尿、生殖道炎症，膀胱结石、肿瘤、前列腺增生等，多伴有尿急、尿痛等症状。

夜间尿频又称夜尿症（nocturia），是指夜间排尿超过2次。夜间尿频是由夜间产生的尿量增多或（和）夜间膀胱容量减少引起。如果白天尿频而不伴夜间尿频，多为精神心理因素所致，与焦虑有关。仅夜间尿频，常见于充血性心衰和外周水肿患者，夜间平卧后回心血量和尿量增多。老年人肾脏浓缩功能减退，夜间卧床后肾血流灌注增加，产生的尿量也增加，出现夜尿频。晚上大量饮水，特别是饮用具有利尿作用的含咖啡因和酒精的饮料，也引起夜尿频。此外，夜尿频还见于下尿路梗阻继发的膀胱功能改变和膀胱顺应性降低。

2. 尿急（urgency） 是一种突发的、强烈的排尿欲望，患者迫不及待地需要排尿，很难被主观抑制延迟排尿。尿急常继发于泌尿生殖系统炎症、膀胱结石、异物、膀胱顺应性降低等情况。

以尿急为核心症状，伴尿频和夜尿，伴有或不伴有急迫性尿失禁的症候群，定义为膀胱过度活动症（overactive bladder，OAB）。

3. 尿痛（dysuria） 指排尿时疼痛，疼痛部位通常不在膀胱区域，而是放射到尿道外口，常由泌尿生殖系统炎症引起。排尿初始疼痛，提示病变在尿道，排尿末期疼痛，提示病变可能在膀胱。尿痛常与尿频、尿急伴随，三者同时出现称为膀胱刺激症状。

三、梗阻症状

1. 排尿困难（difficulty of urination） 是指排尿时必须增加腹压才能排出，严重时增加腹压也不能将膀胱内的尿液排出。膀胱出口以下尿路梗阻引起排尿不畅的总称，涉及排尿过程的各个阶段，包括排尿踌躇、排尿费力、尿线变细、无力、分叉、射程变短，排尿不尽，间歇性排尿，排尿滴沥等，临床常见于前列腺增生、尿道狭窄。

（1）排尿踌躇（urinary hesitancy）：是指排尿开始的时间延迟。正常情况下，排尿可以在尿道括约肌松弛后1秒钟内开始，膀胱出口梗阻后会发生延迟。排尿踌躇也见于患者排尿时情绪紧张不能完全松弛，或受外界环境影响。

（2）排尿费力（straining）：是指需要借助腹部肌肉力量，或用手按压膀胱来辅助排尿。正常情况下，除非在排尿末期，一般是不需要通过 Valsalva 动作（屏气增加腹压）完成排尿的。

（3）尿线无力（decreased force of urination）：除非梗阻非常严重，通常发生的变化是逐渐进行的，多数患者意识不到排尿力量和尿线粗细的变化。

（4）间歇性排尿（intermittency）：指排尿过程中尿线不自主开始和停止，常继发于前列腺增生，由两侧叶间歇性阻塞尿线所致。

（5）排尿滴沥（postvoid dribbling）：是指排尿终末有少量尿液从尿道口滴出。正常情况下，在排尿结束时，少量残留在球部尿道和前列腺部尿道的尿液可以被挤回膀胱；当膀胱出口梗阻时，这部分尿液可以"逃逸"到球部尿道，在排尿结束时从尿道漏出。这类患者经常喜欢在排尿后抖动阴茎，以免尿液打湿衣裤。事实上，这种方式通常是无效的，正确的方法是从会阴部挤压球部尿道，并用纸巾吸干尿道外口。

2. 尿流中断（interruption of urinary stream）　指排尿过程中尿线不自主中断，活动或改变体位后又能继续排尿。常见于膀胱结石，尿流中断伴疼痛，并向尿道口放散，偶见于膀胱肿瘤、输尿管口囊肿。病理机制为这些病变在膀胱颈部形成球状活塞，阻止尿液排出。

3. 尿潴留（urinary retention）　是指膀胱内储存大量尿液而不能排出，是排尿困难的严重表现。尿潴留分为急性尿潴留（acute urinary retention，AUR）和慢性尿潴留（chronic urinary retention）。前者常见于前列腺增生、前列腺癌、尿道狭窄，以及会阴部、腹部手术后患者，发病突然，患者膀胱内充满尿液而排不出，下腹部胀痛难忍，需急诊处理。后者常见于下尿路不全性梗阻和神经源性膀胱，发病缓慢，病史较长，膀胱潴留更多尿液，有些达脐水平，甚至双肾积水，而患者可能没有明显痛苦，仅表现为排尿困难，严重时伴充溢性尿失禁。

在下尿路症状中，鉴别刺激症状和梗阻症状非常重要，特别是评估前列腺增生的患者。虽然前列腺增生主要引起梗阻症状，但它可继发膀胱顺应性降低，从而产生刺激症状。实际上，前列腺增生患者主诉的刺激症状要比梗阻症状更为常见，特别是夜间尿频。临床医师一定不要轻易将刺激症状归因于前列腺增生，除非有确切的梗阻依据。

下尿路症状是非特异性的，除继发于前列腺增生外，也常见于许多神经系统疾病。还有两种情况必须加以强调，一是高级别扁平状膀胱原位癌，患者可表现为膀胱刺激症状，需详细询问病史，通过相关检查进行鉴别，否则极容易误诊误治；二是由神经系统病变（如脑血管意外）、糖尿病、帕金森病引起的刺激症状。泌尿外科常见的神经系统疾病是由上运动神经元病变所致，由于大脑皮层丧失对排尿的抑制，导致膀胱顺应性降低，引起刺激症状。在施行解除膀胱出口梗阻手术前（如 TURP），必须仔细评估，排除潜在的神经系统疾病，否则有可能导致手术非但没有缓解刺激症状，反而引起永久性尿失禁。

四、尿失禁（urinary incontinence）

尿失禁指尿液不自主地流出。通过详细询问病史可明确病因，根据症状尿失禁分为四种类型。

1. 持续性尿失禁（continuous incontinence） 又叫真性尿失禁，依据病因分为三种情况：①尿瘘：最常见的是膀胱阴道瘘、其次是输尿管阴道瘘，由妇科手术、放射治疗、产科损伤等引起；②先天下输尿管异位开口于尿道、阴道或阴道前庭，异位输尿管通常引流发育不良的上肾，所以漏出的尿量往往很少。这类患者既有正常排尿，也出现有少量漏尿，容易被误诊为阴道分泌物；③膀胱颈和尿道括约肌损伤，常见于外伤、根治性前列腺癌切除手术，罕见于尿道上裂、膀胱外翻，这类患者的膀胱呈空虚状态，尿液持续地从尿道漏出，几乎没有正常排尿。

2. 充溢性尿失禁（overflow urinary incontinence） 又称假性尿失禁，继发于慢性尿潴留和大量残余尿，膀胱呈慢性扩张，患者从未排空膀胱，当膀胱过度充盈后会有少量尿液溢出。充溢性尿失禁多发生在夜间，是因为夜间患者的控尿能力比白天弱。充溢性尿失禁通过解除膀胱出口梗阻常能得到治愈，因此有人称之为假性尿失禁。单纯依靠询问病史和体格检查有时很难做出诊断，尤其是肥胖患者，叩诊膨胀的膀胱十分困难。充溢性尿失禁一般都经历了相当长时间的病情发展，患者往往意识不到他们的膀胱不能排空。所以，任何严重尿失禁患者均应测定残余尿量。

3. 急迫性尿失禁（urgency incontinence） 是指在有强烈的排尿感觉后，尿液不受意识控制而急速排出。常见于膀胱炎、神经源性膀胱、严重膀胱出口梗阻合并膀胱顺应性下降者。鉴别急迫性尿失禁还是压力性尿失禁非常重要，急迫性尿失禁常有潜在病因，如感染、膀胱出口梗阻，明确病因并予以治疗即可缓解急迫性尿失禁。急迫性尿失禁首选药物治疗，一般不适于手术治疗。

4. 压力性尿失禁（stress urinary incontinence，SUI） 指咳嗽、喷嚏、运动或其他引起腹压升高的活动时，尿液突然漏出。这是因为，在进行以上活动时腹腔内压瞬间升高超过尿道阻力，导致少量尿液突然漏出。压力性尿失禁在经产妇和绝经后妇女中很常见，与阴道前壁及盆底组织的支撑减弱有关；压力性尿失禁也见于前列腺手术后，特别是根治性前列腺切除术，与损伤尿道外括约肌相关。压力性尿失禁很难用药物治疗，严重者最好手术治疗。

五、遗尿（enuresis）

遗尿俗称尿床，即发生在睡眠过程中的尿失禁。3 岁前为正常现象，但有 15% 的儿童可持续到 5 岁，1% 的儿童持续到 15 岁。遗尿需与持续性尿失禁相鉴别，后者白天和晚上均有发生，年轻女性可能存在输尿管异位开口。6 岁以上遗尿的儿童，都应到医院进行泌尿外科专科检查，不过绝大多数没有异常发现。

（郝　川）

第三节　尿液改变

一、尿量改变

正常人 24 小时尿量 1000～2000ml，与饮水量有关。如果 24 小时尿量 < 400ml，或每小时尿量 < 17ml 称为少尿（oliguria）；24 小时尿量 < 100ml，12 小时完全无尿称为无尿（anuria）；24 小时尿量 > 2500ml 称为多尿（polyuria）。

少尿和无尿是由肾排出量减少引起的，基本病因分三类：肾前性、肾性和肾后性。肾前性病因包括有效血容量减少、心脏排血功能下降和肾血管性病变，泌尿外科常见于创伤和大出血；肾性因素包括肾小球和肾小管性病变，外科不常见；肾后性因素是泌尿外科最常见的少尿和无尿病因，如双侧上尿路梗阻、膀胱出口梗阻、尿道狭窄以及神经源性膀胱引起的急、慢性尿潴留。应注意无尿与急性尿潴留相鉴别。多尿分为暂时性多尿和持续性多尿两种情形，前者见于短时间内水分摄入过多或使用利尿剂；后者糖尿病、尿崩症、急性肾损伤的多尿期。

二、血尿

血尿（hematuria）即尿液中含有血液，包括镜下血尿和肉眼血尿。镜下血尿是指尿液颜色正常，但显微镜下可见红细胞，一般认为，新鲜尿液离心后镜检，每高倍视野红细胞 > 3 个即有病理意义。肉眼血尿为肉眼能见到血色的尿液，通常 1000ml 尿液中含有 1ml 血液即可显示为肉眼血尿。肉眼血尿患者常因突发的尿中有血而恐惧，担心出血过多，并到急诊室诊治。任何程度的血尿都不能忽视，特别是成年人，除非有其他明确病因，否则均应考虑是否有泌尿系统恶性肿瘤的可能。在评估血尿的时候，需要注意以下几方面的问题。

1. 肉眼血尿和镜下血尿　血尿程度常能预测寻找病因的阳性率，即肉眼血尿多数情况下可以明确潜在的病因，但镜下血尿常常在泌尿外科检查后为阴性发现。对于镜下血尿，通过尿红细胞位相检查，观察红细胞形态非常重要，如红细胞大小不一、形态多样，可能为肾小球性血尿，常见于肾小球肾炎，是由于红细胞从肾小球基底膜漏出时，血红蛋白溢出而变形；若红细胞形态单一、与外周血相似，提示血尿为外科性疾病，来源于肾盏、肾盂、输尿管、膀胱、前列腺、尿道的病变。

无症状镜下血尿（asymptomatic microhematuria，AMH）的概念：没有明显良性疾病病因，尿液标本收集正确，每高倍视野红细胞≥3个，定义为无症状镜下血尿。定义强调显微镜检查，如果用试纸检查红细胞阳性，不能定义为AMH。

2. 血尿出现的时间　根据排尿过程中血尿出现的时间，血尿可分为初始血尿（initial hematuria）、全程血尿（total hematuria）和终末血尿（terminal hematuria），借以判断病变的部位。初始血尿少见，提示病变位于尿道，多继发于尿道炎症；全程血尿提示病变位于膀胱或上尿路，肿瘤可能性大；终末血尿发生于排尿末期，常继发于膀胱颈或前列腺部尿道炎性病变，排尿结束时，膀胱颈收缩，挤压出最后部分尿液。

3. 有无凝血块及形状　尿中出现凝血块意味血尿程度严重，蚯蚓状凝血块常来自肾、输尿管病变，当凝血块通过输尿管时，可诱发胁腹部绞痛，类似于尿结石引起的肾绞痛；来自膀胱的血尿可有大小不等、形状不一的凝血块，当凝血块通过尿道时，尿痛不会加重。

4. 血尿伴随症状　血尿是否伴有疼痛是鉴别良恶性疾病的重要因素，无痛性血尿，尤其是老年人的无痛性血尿，除非另有其他证据，否则提示泌尿系恶性肿瘤；年龄50岁以上患者肉眼血尿的常见原因是膀胱癌。血尿伴肾绞痛是肾或输尿管结石的特征，少见于凝血块通过输尿管时。血尿伴尿流中断是膀胱结石的典型表现。血尿伴尿频、尿急、尿痛常见于泌尿系炎症，如急性膀胱炎、急性肾盂肾炎、泌尿系结核等，血尿伴蛋白尿、高血压和水肿，提示肾小球肾炎。血尿伴皮肤黏膜和其他部位出血，常见于血液病或某些感染性疾病；有自杀行为、服用毒鼠强等毒性药物也引起血尿，应详细询问病史。

5. 血尿程度与疾病严重性没有肯定的相关性，红色尿液也不都是血尿。有些食物和药物能使尿液呈红色，如甜菜根、紫萝卜、利福平、酚酞、酚磺酞等。尿液特征为：透明不浑浊，静置后无红色沉淀，镜检无红细胞，潜血试验阴性。有些药物能引起血尿，是血尿的病因，如环磷酰胺、肝素、双香豆素等。血红蛋白尿常见于各种溶血性疾病、错误输血、体外循环手术后、器官移植后排斥反应等。当大量红细胞在血管内溶解破坏时，血浆游离血红蛋白明显增多，超过结合珠蛋白结合能力及近端肾曲管的重吸收能力则出现血红蛋白尿。根据血红蛋白含量的多寡，血红蛋白尿可呈浓茶色、葡萄酒色、棕色或酱油色，但均匀透明，静置后无红色沉淀，镜检无或很少红细胞，潜血试验（+）。肌红蛋白尿也可以呈红色，是由各种原因导致肌肉组织破坏（如挤压综合征、严重烧伤、电击伤、大动脉栓塞等），产生大量肌红蛋白，从尿液中排出引起的；

肌红蛋白尿的特征为均匀透明,静置后无沉淀,镜检无红细胞,潜血试验(+)。此外,子宫、阴道、直肠、肛门出血可混入尿液,为假性血尿,应加以鉴别。

三、晶体尿

晶体尿(crystalluria)是指尿中出现晶体,主要晶体成分有草酸钙、磷酸钙、磷酸镁铵、尿酸、尿酸盐等,当这些物质在尿中呈过饱和状态时,便沉淀、结晶产生晶体尿。晶体尿的特征是初排出时澄清,放置后变浑浊,在显微镜下可见许多菱形、方块或长方形的无色透明结晶体,磷酸盐尿易在碱性尿中形成,常见于餐后或大量饮用牛奶后。

四、脓尿

脓尿(pyuria)是由于尿中混有大量白细胞和炎症组织碎片,呈浑浊、洗米水样、白色云雾状,常见于泌尿系统感染。新鲜尿液离心后,尿沉渣镜检每高倍视野白血病>5个,提示尿路感染。根据排尿过程中脓尿出现的时间和伴发症状,可对病变部位进行初步定位,初始脓尿为尿道炎,如淋菌性尿道炎;全程脓尿伴膀胱刺激症状、腰痛和发热提示急性肾盂肾炎;脓尿伴膀胱刺激症状而无腰痛、发热的全身症状,多为膀胱炎、泌尿系结核。

五、乳糜尿

尿中含有乳糜或淋巴液,使尿液呈乳白色、米汤样称为乳糜尿(chyluria)。当乳糜液不能沿正常途径进入血液而发生反流时,可造成淋巴引流淤积,淋巴管曲张、破裂;当破裂口与泌尿系统相通时,乳糜即进入尿中而形成乳糜尿。乳糜尿常见于丝虫病感染。乳糜尿在体外容器内静置后分为3层,顶层为白色脂质,中层为乳糜块,底层为红细胞、白细胞。乳糜尿加入乙醚可溶解、变清,再加入苏丹III染为红色,据此可以做出诊断。

六、气尿

排尿同时有气体与尿液一起排出称气尿(pneumaturia)。尿路器械操作或留置导尿管可在尿路残留少量气体,气尿主要见于膀胱-肠道瘘,临床常见病因有憩室炎、乙状结肠癌、Crohn病等。罕见于糖尿病患者合并产气细菌感染,系高浓度尿糖发酵产生二氧化碳所致。

(郝　川)

第四节　尿道分泌物

　　大量黄色黏稠、脓性分泌物是淋菌性尿道炎的典型表现。少量无色或白色稀薄分泌物常见于衣原体、支原体感染所致的非淋菌性尿道炎。慢性前列腺炎患者在清晨排尿前或大便后尿道口可有少量乳白色黏稠分泌物，俗称"滴白"。血性分泌物提示尿道癌，不常见。

（郝　川）

第五节　性功能障碍

一、性欲改变

　　1. 性欲亢进（hypersexuality）　是指性欲异常强烈，频繁出现性兴奋，性要求异常迫切，甚至难以自我控制，临床少见。

　　2. 性欲缺失（loss of libido）　雄激素对性欲具有极其重要的影响，性欲减低预示体内雄激素不足，既可能是垂体因素，也可能是睾丸功能不全所致，通过测定血清睾酮水平即可评估，倘若结果异常，应进一步测定血清促性腺激素和泌乳素。由于维持性欲所需的睾酮水平通常低于刺激前列腺和精囊的量。所以，性腺功能低下的患者射精量会减少或不射精。如果患者的精液量正常，那他的性欲缺失则不是内分泌因素所致。性欲低下还可能由神经抑郁或其他疾病引起。

二、勃起功能障碍

　　勃起功能障碍（erectile dysfunction，ED）是指阴茎持续不能达到和维持足够的勃起以获得满意的性生活。引起 ED 的因素很多，包括精神心理因素，血管、神经、内分泌、药物以及全身性疾病等。通过详细询问病史，可以确定是心理性还是器质性ED。心理性 ED 进展快，多有诱发因素，如婚姻压力、变换或丧失性伴侣等。器质性ED 发展隐匿，与年龄密切相关，或有其他潜在的危险因素。

　　在评估 ED 患者时，确定症状是否始终存在非常重要。许多患者与一个性伴侣接触表现为 ED，而与另一个性伴侣接触则勃起正常。同样，了解患者改变刺激方式（如手淫、观看色情视频）能否获得正常勃起也很重要。最后，应询问患者是否有夜间或清晨勃起。总之，若患者在某种情境下可获得充分勃起，而其他情形时表现 ED，那么他的 ED 是心理性的，而非器质性原因。

三、射精障碍

1. 不射精　导致不射精的原因包括：①雄激素缺乏；②交感神经去神经化；③药物因素；④膀胱颈和前列腺手术。雄激素缺乏引起前列腺和精囊分泌物减少，导致精液量减少或丧失。交感神经切除术或者广泛的腹膜后手术，特别是睾丸癌腹膜后淋巴结清扫术，可干扰前列腺和精囊的自主神经支配，导致平滑肌不能收缩和性高潮时不射精。α 肾上腺素能阻滞药影响性高潮时膀胱颈的关闭，引起逆行射精。同样，既往膀胱颈或前列腺部尿道手术（最常见的是 TURP），可引起膀胱颈闭合不全及逆行射精。糖尿病患者还可自发形成逆行射精。

仔细采集病史有助于确定不射精的病因，要详细询问患者是否有性欲缺失，是否合并雄激素缺乏的其他症状，以及用药史、糖尿病、手术史等。

2. 缺乏性高潮　性快感缺失通常是心因性的，或使用某些治疗精神病的药物所致。有时，阴部神经功能损伤使阴茎感觉减退也可引起性高潮缺失，临床常见于糖尿病合并外周神经病变。

3. 早泄（premature ejaculation, PE）　PE 的定义有多种版本，权威性的有美国精神病协会颁布的《精神疾病诊断和统计手册》(*Diagnostic and Statistical Manual of Mental Disorders*)、世界卫生组织（WHO）的国际疾病分类 -10（ICD-10）以及第二届国际性与勃起功能障碍咨询委员会（the Second International Consultation on Sexual and Erectile Dysfunction）的定义，每种版本的定义均为被普遍认可。2014 年，国际性医学会（the International Society for Sexual Medicine, ISSM）特别委员会提出第一个基于循证医学证据的全新定义，将早泄分为终身性和获得性两类，早泄的特征概括为：①从首次性体验以来，射精总是或几乎总是发生在阴茎插入阴道前或插入 1 分钟之内（原发性），或潜伏期显著缩短而令人烦恼，通常在 3 分钟左右或更短（继发性）；②阴茎完全或几乎完全插入阴道后不能延迟射精；③个人消极后果，如痛苦、烦恼、挫败感和（或）逃避性亲密。实际上不同定义的最大差别是阴道内射精潜伏时间（intravaginal ejaculatory latency time, IELT）。

早泄显然是个主观症状，对主诉早泄的患者必须仔细询问病史。性交开始后 2 分钟内射精非常普遍，但许多人会主诉早泄，事实上他的性功能正常，只是其性期望过高而已。有些人确实属于早泄，他们在性交开始后不到 1 分钟就达到性高潮。这种问题几乎总是心理性的，最好由专门的心理医生和精神病医生治疗，通过咨询和适当改变性技巧达到治疗目的。也可以使用 5- 羟色胺抑制剂治疗，如盐酸达帕西丁，国内已有销售，疗效肯定。

4. 血精（hematospermia）　是指精液中含有血液。血精几乎总是源于前列腺和（或）精囊的非特异性炎症，通常在几周内会自然消退。血精常发生于长期禁欲后，如妻子妊娠最后几周的男性。如果血精持续数周以上，应进一步行泌尿外科专科检查，如直肠指诊、PSA 检测、尿细胞学检查等，以明确是否存在前列肿瘤、生殖系统结核等潜在病因。

（郝　川）

第二章　泌尿及男性生殖系统检查

　　腹腔内有很多重要脏器，主要有消化、泌尿、生殖及血管系统，故泌尿生殖检查是腹部体格检查的重要组成部分，是诊断疾病十分重要的方法。腹部检查应用视诊、触诊、叩诊、听诊四种方法，尤以触诊最为重要。触诊中又以脏器触诊较难掌握，需要勤学苦练，多实践体会，才能不断提高触诊水平。为了避免触诊引起胃肠蠕动增加，使肠鸣音发生变化，腹部检查的顺序为视、听、触、叩，但记录时为了统一格式仍按视、触、叩、听的顺序。

　　进行腹部视诊前，嘱患者排空膀胱，取低枕仰卧位，两手自然置于身体两侧，充分暴露全腹，上自剑突，下至耻骨联合，躯体其他部分应遮盖，暴露时间不宜过长，以免腹部受凉引起不适。光线宜充足而柔和，从前侧方射入视野，有利于观察腹部表面的器官轮廓、肿块、肠型和蠕动波等，医生应站立于患者右侧，按一定顺序自上而下地观察腹部，有时为了查出细小隆起或蠕动波，诊视者应将视线降低至腹平面，从侧面呈切线方向进行观察。

第一节　肾脏检查

一、视诊

　　病人面向前站立或坐直，检查者位于病人的后方，面向需检查的部位。脊柱侧凸很明显，这往往与由于炎症引起的腰肌痉挛有关。肋脊角、腰部或上腹部隆起常提示有肿块存在。腹部水肿往往提示有潜在的炎症存在。

二、触诊

　　肾双手触诊法：病人仰卧位，检查者左手置于肋脊角并向上托起肋腹部，右手在同侧肋缘下进行深部触诊。触诊过程中嘱病人慢慢地深呼吸。肾随呼吸上下移动。正常人肾脏一般不易触及，有时可触到右肾下极。身材瘦长者，肾下垂、游走肾或肾脏代偿性增大时，肾脏较易触到。在深吸气时能触到1/2以上的肾脏即为肾下垂。有时右侧肾下垂易误认为肝大，左侧肾下垂易误认为脾大，应注意鉴别。如肾下垂明显并能在腹腔各个方向移动时称为游走肾。肾脏肿大见于肾盂积水或积脓、肾肿瘤、多囊肾等。当肾盂积水或积脓时，肾脏的质地柔软而富有弹性，有时有波动感。多囊肾时，一侧或两侧肾脏为不规则形增大，有囊性感。肾肿瘤则表面不平，质地坚硬。当肾脏和尿路有炎症或其他疾病时，可在相应部位出现压痛点，①季肋点（前肾点）：第10肋骨前端，右侧位置稍低，相当于肾盂位置；②肋脊点：背部第12肋骨与脊柱的交角（肋脊角）的顶点；③肋腰点：第12肋骨与腰肌外缘的交角（肋腰角）顶点。肋脊点和肋腰点是肾脏一些炎症性疾患，如肾盂肾炎、肾脓肿和肾结核等常出现的压痛部位。如炎症深隐于肾实质内，可无压痛而仅有叩击痛。季肋点压痛亦提示肾脏病变。

三、叩诊

因肾表面有腹内空腔脏器，叩诊为鼓音。肋脊角的叩击痛阳性提示潜在的炎性肿胀或包块。

四、听诊

疑为肾动脉狭窄、动脉瘤形成或动静脉畸形的病人，在上腹部两侧和肋脊角处听诊，有无血管杂音，很有诊断意义。

（李承勇）

第二节　输尿管、膀胱检查

一、输尿管检查

输尿管体格检查以触诊为主，查体时沿输尿管行径进行深部触诊，注意有无包块或触痛。

1. 上输尿管点　在脐水平线上腹直肌外缘。

2. 中输尿管点　在髂前上棘水平腹直肌外缘，相当于输尿管第二狭窄处；上输尿管点或中输尿管点出现压痛，提示输尿管结石、结核或化脓性炎症。

二、膀胱检查

1. 视诊　病人取仰卧位时可以看到过度充盈的膀胱。

2. 触诊　正常膀胱空虚时隐存于盆腔内，不易触到。当膀胱中有150ml以上的尿液时，膀胱即可在耻骨联合水平上被触及。膀胱触诊一般采用单手滑行法。在仰卧屈膝情况下医师以右手自脐开始向耻骨方向触摸，触及肿块后应详察其性质，以便鉴别其为膀胱、子宫或其他肿物。膀胱增大多由积尿所致，呈扁圆形或圆形，触之囊性感，不能用手推移。按压时憋胀有尿意，排尿或导尿后缩小或消失。借此可与妊娠子宫、卵巢囊肿及直肠肿物等鉴别。

膀胱胀大最多见于尿道梗阻（如前列腺增生或肿瘤）、脊髓病（如截瘫）所致的尿潴留，也见于昏迷患者、腰椎或骶椎麻醉后、手术后局部疼痛患者。如长期尿潴留致膀胱慢性炎症，导尿后膀胱亦常不能完全回缩。当膀胱有结石或肿瘤时，如果腹壁菲薄柔软，有时用双手触诊法，右手示指戴手套插入直肠内向前方推压，左手四指在耻骨联合上施压，可在腹腔的深处耻骨联合的后方触到肿块。

3. 叩诊　膀胱叩诊对检查膀胱是否充盈特别有用，尤其是肥胖或腹肌难以放松的病人。叩诊在耻骨联合上方进行，通常从上往下，由鼓音转成浊音。膀胱空虚时，因耻骨上方有肠管存在，叩诊呈鼓音，叩不出膀胱的轮廓。当膀胱内有尿液充盈时，耻骨上方叩诊呈圆形浊音区。女性在妊娠时子宫增大，子宫肌瘤或卵巢囊肿时，在该区叩诊也呈浊音，应予鉴别。排尿或导尿后复查，如浊音区转为鼓音，即为尿潴留所致膀胱增大。腹水时，耻骨上方叩诊也可有浊音区，但此区的弧形上缘凹向脐部，而膀胱肿大时浊音区的弧形上缘凸向脐部。

（李承勇）

第三节　男性生殖系统检查

男性生殖器包括阴茎、阴囊、前列腺和精囊等。阴囊内有睾丸、附睾及精索等。检查时应让患者充分暴露下身，双下肢取外展位，视诊与触诊相结合。先检查外生殖器阴茎及阴囊，后检查内生殖器前列腺及精囊。

一、阴茎和尿道口

1. 视诊　检查时应将包皮上翻暴露全部阴茎头及冠状沟，观察其表面的色泽，有无充血、水肿、分泌物及结节等。正常阴茎头红润、光滑，如有硬结并伴有暗红色溃疡、易出血或融合成菜花状，应考虑阴茎癌的可能性。阴茎颈部发现单个椭圆形质硬溃疡称为下疳，此征对诊断梅毒有重要价值。阴茎头部如出现淡红色小丘疹融合成蕈样，呈乳突状突起，应考虑为尖锐湿疣。

同时应检查有无包茎、包皮过长和包皮嵌顿。包茎（phimosis）是指包皮外口过小，紧箍阴茎头部，不能向上外翻者。包皮过长（redundant prepuce）是指不能使阴茎头外露，但包皮可以翻转者。包皮嵌顿（paraphimosi）是指包皮前口太小，包皮向后越过阴茎头后不能恢复到覆盖阴茎头的状态。注意阴茎头有无肿块、溃疡、糜烂及恶臭味。包皮过长时应翻转包皮进行检查。注意阴茎有无皮损、偏斜或屈曲畸形，尿道口位置是否红肿、有无分泌物等。

2. 触诊　海绵体有无硬结对判断阴茎海绵体硬结症很重要。尿道有无硬块、结石或压痛。

检查尿道口时医师用示指与拇指，轻轻挤压龟头使尿道张开，观察尿道口有无红肿、分泌物及溃疡。淋球菌或其他病原体感染所致的尿道炎常可见以上改变。观察尿道口是否狭窄，先天性畸形或炎症粘连常可出现尿道口狭窄。并注意有无尿道口异位，尿道下裂时尿道口位于阴茎腹面。如嘱患者排尿，裂口处常有尿液溢出。

二、阴囊及其内容物

应取站立位。

1. 视诊　阴囊是否发育。阴囊皮肤有无红肿、增厚。阴囊肿块或精索静脉曲张也能在望诊中被发现。

2. 触诊　首先检查睾丸，然后是附睾，以及索状结构，最后是腹股沟外环。检查应用大拇指、示指和中指来完成。仔细依次地进行触诊将有助于发现阴囊内容物异常。注意大小、质地、形状及有无肿块。注意输精管粗细、有无结节。阴囊内睾丸缺如时，应仔细检查同侧腹股沟。所有的阴囊肿块都应进行透照试验，如透照出红光常提示肿块为囊性、充满液体。睾丸鞘膜积液时阳性，但睾丸肿瘤伴鞘膜积液亦常见。

（李承勇）

第三章　泌尿外科常用辅助检查

第一节　实验室检查

一、尿液检测

尿液是血液经过肾小球滤过、肾小管和集合管重吸收和排泌所产生的终末代谢产物。尿液的组成和性状可反映机体的代谢状况，并受机体各系统功能状态的影响。因此，尿液检测不仅对泌尿系统疾病的诊断、疗效观察，而且对其他系统疾病的诊断、预后判断也有重要参考价值。

尿液一般检测包括：①一般性状检测：尿量、气味、外观、比重、酸碱度等；②化学检测：尿蛋白、尿糖、尿酮体、尿胆原、尿胆红素等；③尿沉渣（显微镜）检测：细胞、管型、结晶体等。目前尿液检查基本上被尿液干化学方法和尿沉渣分析仪法所取代，可快速准确打印出数据结果，但不能缺少尿沉渣显微镜检。

（一）尿液标本的收集与保存

尿液标本的正确收集、留取、保存和尿量的准确记录，对保证检验结果的可靠性十分重要。

1. 尿液标本的收集　成年女性留尿时，应避开月经期，防止阴道分泌物混入。用清洁干燥容器留取标本，避免污染。标本应在半小时之内送检。

（1）首次尿：尿液检测一般以清晨首次尿为好，可获得较多信息，如蛋白、细胞和管型等。

（2）随机尿：用于门诊和急诊病人的临时检验。

（3）24 小时尿：如果需要测定 24 小时期间溶质的排泄总量，如尿蛋白、尿糖、电解质等定量检测，需要留取 24 小时尿液，并且记录尿量。

（4）餐后尿：通常在午餐后 2 小时收集尿标本。此标本对病理性糖尿、蛋白尿检测较敏感。

（5）清洁中段尿：外尿道寄居有正常菌群，故采集尿液时更应注意无菌操作。女性采样时用肥皂水或碘伏清洗外阴，再收集中段尿标本 10 ～ 20ml 于灭菌容器内，男性清洗阴茎头后留取中段尿标本。对于厌氧菌的培养，采用膀胱穿刺法收集、无菌厌氧小瓶运送。排尿困难者可导尿，一般插入导尿管后将尿流弃 15ml 后再留取培养标本，应避免多次导尿所致尿路感染。

2．尿液标本的保存　尿液常规检查的标本收集后应在 2 小时内检查完毕，否则：①尿中的尿素经细菌分解后生成（NH$_4$）$_2$CO$_3$，使尿 pH 升高，有形成分破坏；②尿中化学物质经细菌或真菌降解，如糖分解后可使病理性尿糖减低或消失；③盐类可因久置而结晶析出，干扰显微镜检查。

（二）一般性状检查

1．尿量　在尿液形成过程中，肾小球滤过和肾小管重吸收功能起重要作用，两者维持一定的比例关系称为球 - 管平衡，使每日尿量保持正常范围。肾小球滤过率取决于肾血流量、肾小球滤过膜的通透性及面积、肾小球囊内压力、血浆胶体渗透压等因素。肾小管重吸收主要取决于肾小管功能的完整性，尤其是抗利尿激素对远曲小管和集合管的作用。

（1）参考值：1000 ～ 2000ml/24h（成人）。

（2）临床意义：

1）尿量增多：24 小时尿量超过 2500ml，称为多尿。①暂时性多尿：可见于水摄入过多、应用利尿剂和某些药物等；②内分泌疾病：如糖尿病，尿糖增多引起的溶质性利尿；③肾脏疾病：慢性肾盂肾炎、慢性肾间质肾炎、慢性肾衰早期，急性肾衰多尿期等，均可出现多尿。

2）尿量减少：成人尿量低于 400ml/24h 或 17ml/h，称为少尿；而低于 100ml/24h，则称为无尿。①肾前性少尿：休克、心衰、脱水及其他引起有效血容量减少病可导致肾小球滤过不足而出现少尿；②肾性少尿：各种肾脏实质性改变而导致的少尿；③肾后性少尿：因结石、尿路狭窄、肿瘤压迫引起尿路梗阻或排尿功能障碍所致。

2．尿液外观　正常新鲜尿液清澈透明，尿液颜色受食物、尿色素、药物等影响，一般呈淡黄色至深黄色，新鲜尿液发生浑浊，应注意鉴别：①尿酸盐沉淀：在酸性尿冷却后，可有淡红色的尿酸盐结晶析出，加热或加碱皆可溶解；②磷酸盐和碳酸盐沉淀，在碱性尿中，可有磷酸盐、碳酸盐结晶析出呈灰白色，加酸后可溶解，碳酸盐遇酸后可产生气泡。病理性尿液外观可见下列情况。

（1）血尿：尿液内含有一定量的红细胞，称为血尿，可呈淡红色云雾状、洗肉水样或混有血凝块。每升尿液中含血量超过 1ml，即可出现淡红色，称肉眼血尿。如尿液外观变化不明显，离心沉淀后，镜检时每高倍镜视野红细胞平均 ＞ 3 个，称为镜下血尿。血尿多见于泌尿系统炎症、结石、肿瘤、结核、外伤等，也可见于血液系统疾病，如血友病、血小板减少性紫癜等。

（2）血红蛋白尿及肌红蛋白尿：正常尿液隐血试验为阴性，当血红蛋白和肌红蛋白出现于尿中，可使尿液呈浓茶色、红葡萄酒色或酱油色。血红蛋白尿主要见于严重的血管内溶血，如溶血性贫血、血型不合的输血反应、阵发性睡眠性血红蛋白尿等。肌红蛋白尿常见于挤压综合征、缺血性肌坏死等。正常人剧烈运动后，也可偶见肌红蛋白尿。

（3）胆红素尿：尿内含有大量的结合胆红素，尿液呈豆油样改变，振荡后出现黄色泡沫且不易消失，常见于阻塞性黄疸和肝细胞性黄疸。

（4）脓尿和菌尿：当尿内含有大量的脓细胞、炎性射出物或细菌时，新鲜尿液呈白色浑浊（脓尿）或云雾状（菌尿），加热或加酸均不能使浑浊消失。脓尿和菌尿见于泌尿系统感染如肾盂肾炎、膀胱炎等。

（5）乳糜尿和脂肪尿：尿中混有淋巴液而呈稀牛奶状称为乳糜尿，若同时混有血液，称为乳糜血尿。尿中出现脂肪小滴则称为脂肪尿。用乙醚等有机溶剂抽提乳糜微粒、脂肪小滴，尿液变清，可与其他浑浊尿鉴别。乳糜尿和乳糜血尿，可见于丝虫病及肾周围淋巴管梗阻。脂肪尿见于脂肪挤压损伤、骨折和肾病综合征等。

3. 气味　正常尿液的气味来自尿中挥发性的酸性物质。尿液长时间放置后，尿素分解可出现臭味。若新鲜尿液即有氨味，见于慢性膀胱炎及尿潴留等。有机磷中毒者，尿带蒜臭味。糖尿病酮症酸中毒时尿呈烂苹果味，苯丙酮尿症者尿有鼠臭味。

4. 酸碱反应

（1）参考值：pH约6，波动在4.5～8.0。

（2）临床意义

1）尿pH降低：见于酸中毒、高热、痛风、糖尿病及口服氯化铵、维生素C等酸性药物。低钾性代谢性碱中毒排酸性尿为其特征之一。

2）尿pH增高：见于碱中毒、尿潴留、膀胱炎、应用利尿剂、肾小管性酸中毒等。

3）药物干预：尿pH可作为用药的一个指标，用氯化铵酸化尿液，可促使碱性药物中毒时从尿中排出；而用碳酸氢钠碱化尿液，可促使酸性药物中毒时从尿中排出。

5. 尿液比重

（1）参考值：1.010～1.030，婴幼儿尿比重偏低。

（2）临床意义

1）尿比重增高：血容量不足导致的肾前性少尿、糖尿病、急性肾小球肾炎、肾病综合征等。

2）尿比重降低：大量饮水、慢性肾小球肾炎、慢性肾衰竭、肾小管间质疾病、尿崩症等。

（三）化学检查

1. 尿蛋白　尿蛋白产生的机制：①肾小球毛细血管壁断裂或电荷屏障改变，使大量高、中、低分子量的蛋白漏出，超过肾小管重吸收能力而出现于终尿中。根据病变滤过膜损伤程度及蛋白尿的组分分为2种：选择性蛋白尿：以清蛋白为主，并有少量的小分子量蛋白，尿中无大分子量的蛋白（IgG、IgA、IgM、C3、C4），典型病种是肾病综合征；非选择性蛋白尿：说明肾小球毛细血管壁有严重的损伤断裂，尿中有大分子量的蛋白质，如免疫球蛋白、补体、中分子量的清蛋白及小分子量的 β_2-MG，几乎均是原发性肾小球疾病，也可见于继发性肾小球疾病。非选择性蛋白尿治疗效果常常不十分满意，提示预后不良；②原尿中95％的蛋白主要在近曲小管被重吸收，当肾小管功能受损时，近端肾小管对蛋白质的重吸收障碍而出现蛋白尿；③血浆中小分子量蛋白质（如血红蛋白、肌红蛋白、免疫球蛋白轻链等）异常增多，经过肾小球滤过，超过肾小管的重吸收能力而出现在尿中；④肾髓襻升支及远曲小管起始部分泌的 Tamm-Horsfall（T-H）糖蛋白增加。

尿蛋白检测方法：尿蛋白常用的定性检测方法有磺基水杨酸法、加热醋酸法、试纸条法；定量检测方法有双缩脲法、染料结合法等，尿蛋白定性及定量试验有一定的相关性，粗略供参考的相关性是：定性尿蛋白（+ ～ ++），常为 1 ～ 2g/24h；+++ ～ ++++，常＞ 3g/24h。

参考值：尿蛋白定性试验阴性；定量试验 0 ～ 80mg/24h。

临床意义：尿蛋白定性试验阳性或定量试验超过 150mg/24h 尿时，称蛋白尿。

生理性蛋白尿：指泌尿系统无器质性病变，尿内暂时出现蛋白质、程度较轻，持续时间短，诱因解除后消失。如机体在剧烈运动、发热、寒冷、精神紧张、交感神经兴奋及血管活性剂等刺激下所致血流动力学改变，肾血管痉挛、充血，导致肾小球毛细血管壁通透性增加而出现的蛋白尿。

病理性蛋白尿：因各种肾脏及肾外疾病所致的蛋白尿，多为持续性蛋白尿。①肾小球性蛋白尿：这是最常见的一种蛋白尿。各种原因导致肾小球滤过膜通透性及电荷屏障受损，血浆蛋白大量滤入原尿，超过肾小管重吸收能力所致。常见于肾小球肾炎、肾病综合征等原发性肾小球损害性疾病；糖尿病、高血压、系统性红斑狼疮、妊娠高血压综合征等继发性肾小球损害性疾病；②肾小管性蛋白尿：炎症或中毒等因素引起近曲小管对低分子量蛋白质的重吸收减弱所致，常见于肾盂肾炎、间质性肾炎、肾小管性酸中毒、重金属（如录、镉、饶）中毒、药物（如庆大霉素、多黏菌素B）及肾移植术后；③混合性蛋白尿：肾小球和肾小管同时受损所致的蛋白尿，如肾小球肾炎或肾盂肾炎后期，以及可同时累及肾小球和肾小管的全身性疾病，如糖尿病、系统性红斑狼疮等；④溢出性蛋白尿：因血浆中出现异常增多的低分子量蛋白质，超过肾小管重吸收能力所致的蛋白尿。血红蛋白尿、肌红蛋白尿即属此类，见于溶血性贫血和挤压综合征等；⑤组织性蛋白尿：由于肾组织被破坏或肾小管分泌蛋白增多所致的蛋白尿，多为低分子量蛋白尿，以 T-H 糖蛋白为主要成分。

2．尿糖　正常人尿中可有微量的葡萄糖，当血糖浓度超过肾糖阈（一般为 8.9mmol/L）时或血糖虽未升高但肾糖阈降低，将导致尿中出现大量的葡萄糖。

（1）参考值：尿糖定性试验阴性，定量为 0.56 ～ 5.0mmol/24h 尿。

（2）临床意义：尿糖定性试验阳性，称为糖尿，一般指葡萄糖尿。

1）血糖增高性糖尿，血糖超过肾糖阈为主要原因。①糖尿病最为常见，因胰岛素分泌量相对或绝对不足，使体内各组织对葡萄糖的利用率降低，血糖升高，超过肾糖阈出现糖尿。尿糖除作为糖尿病的诊断依据外，还可作为病情严重程度及疗效监测的指标；②其他使血糖升高的内分泌疾病，如库欣综合征、甲状腺功能亢进、嗜铬细胞瘤、肢端肥大症等均可出现糖尿，又称为继发性高血糖性糖尿；③其他：肝硬化、胰腺炎、胰腺癌等。

2）血糖正常性糖尿：血糖浓度正常，由于肾小管病变导致葡萄糖的重吸收能力降低所致，即肾阈值下降产生的糖尿，又称肾性糖尿，常见于慢性肾炎、肾病综合征、间质性肾炎和家族性糖尿等。

3）暂时性糖尿：①生理性糖尿，如大量进食糖类或静脉注射大量的葡萄糖后可一时性血糖升高，尿糖阳性；②应激性糖尿：见于颅脑外伤、脑出血、急性心肌梗死时，肾上腺素或胰高血糖素分泌过多或延脑血糖中枢受到刺激，可出现暂时性高血糖和糖尿。

4）其他糖尿：乳糖、半乳糖、果糖、甘露糖及一些戊糖等，进食过多或体内代谢失调使血中浓度升高时，可出现相应的糖尿。

5）假性糖尿：尿中很多物质具有还原性，如维生素 C、尿酸、葡萄糖醛酸或一些随尿液排出的药物（如链霉素、水杨酸、阿司匹林等），可使班氏糖定性试验出现假阳性反应。

3．酮体　是 β- 羟丁酸、乙酰乙酸和丙酮的总称。三者是体内脂肪代谢的中间产物。当体内糖分解代谢不足时，脂肪分解活跃但氧化不完全可产生大量酮体，从尿中排出形成酮尿。酮体的检测实际上是测定丙酮和乙酰乙酸。

（1）参考值：阴性。

（2）临床意义

1）糖尿病性酮尿：常伴有酮症酸中毒，酮尿是糖尿病性昏迷的前期指标，此时多伴有高糖血症和糖尿。

2）非糖尿病性糖尿：高热、严重呕吐、长期饥饿、禁食、过分节食、妊娠剧吐、酒精性肝炎、肝硬化等，因糖代谢障碍而出现酮尿。

4．尿胆红素与尿胆原　由于肝及胆道内外各种疾病引起胆红素代谢障碍，使非结合胆红素及结合胆红素在血中潴留，后者能溶于水，部分可从尿中排出为尿胆红素。部分尿胆原从肾小球滤出和肾小管排出后即为尿胆原。尿胆原与空气接触变成尿胆素。尿胆红素、尿胆原和尿胆素三者共称尿三胆，是目前临床上常用的检测项目，常用的检测方法是试纸条法。

（1）参考值：正常人尿胆红素定性阴性，定量≤ 2mg/L；尿胆原定性为阴性或弱阳性，定量≤ 10mg/L。

（2）临床意义

1）尿胆红素增高：见于：①急性黄疸性肝炎、阻塞性黄疸；②门脉周围炎、纤维化及药物所致的胆汁淤积；③先天性高胆红素血症。

2）尿胆原增高：见于肝细胞性黄疸和溶血性黄疸。尿胆原减少见于阻塞性黄疸。

（四）显微镜检查

尿沉渣检测是对尿液离心沉淀物中有形成分的鉴定。传统的尿沉渣检测包括用显微镜对尿沉渣进行定性、定量检查以及各种有形成分的计数检测；现在可用尿液分析仪（试纸条法）及尿沉渣自动分析仪，对尿中某些有形成分进行自动检测。

尿沉渣检测标准方法为：取新鲜混匀的尿液 10ml 于离心管内，以 1500r/min 离心 5min，弃去上清液，留取 0.2ml 沉渣液，混匀后用下列方法检查：①玻片法：移取 1 滴混匀的尿沉渣液于载玻片上，加盖玻片后，低倍镜（10×10）下观察 20 个视野，管型以每低倍镜视野平均数报告；高倍镜（10×40）下鉴定管型类型，细胞以每高倍镜视野（HP）平均数报告。有时以 +、++、+++、++++ 分别表示细胞数 5～10 个 /HP、10～15 个 /HP、15～20 个 /HP 和大于 20 个 /HP；②尿沉渣定量分析板法：本法是用特制的尿沉渣定量分析板替代玻片，并以每"μ1"尿沉渣中各种成分的数量报告；③尿沉渣定量分析工作站法：可对制备好的尿沉渣液自动定量取样、混匀和涂片，镜检后自动冲洗，做定量报告。必要时，可对制备的尿沉渣液进行染色，使沉渣中某些成分显色，提高镜检的灵敏度和可靠性。尿沉渣检测可提供许多有用的信息，这是试纸条法不能取代的，主要检测细胞、管型和结晶等。

1. 细胞尿内常见的各种细胞

（1）红细胞

原理：尿沉渣中不染色红细胞典型形状为浅黄色双凹盘状。但受 PH、渗透压及红细胞来源的影响，可发生变化。碱性尿中红细胞边缘不规则，高渗尿中红细胞因脱水皱缩，呈表面带刺、颜色较深的桑葚状，低渗尿中红细胞因吸水胀大，并可有血红蛋白逸出，呈大小不等的空环形，称红细胞淡影。肾小球源性血尿时，红细胞通过肾小球滤过膜时，受到挤压损伤，在肾小管中受到不同 pH 和渗透压变化的影响，呈多形性改变。非肾小球源性血尿时，红细胞形态类似外周血中的红细胞，呈双凹盘形。

1）参考值：玻片法平均 0～3 个 /HP，定量检查 0～5 个 /pl。

2）临床意义：尿沉渣镜检红细胞＞3 个 /HP，称为镜下血尿。多形性红细胞＞80%时，称肾小球源性血尿，常见于急性肾小球肾炎、急进性肾炎、慢性肾炎、紫癜性肾炎、狼疮性肾炎等。多形性红细胞＜50%时，称非肾小球源性血尿，见于肾结石、泌尿系统肿瘤、多囊肾、急性膀胱炎、肾结核等。

（2）白细胞和脓细胞

1）参考值：玻片法平均 0～5 个 /HP，定量检查 0～10 个 /L。

2）临床意义：若有大量白细胞，多为泌尿系统感染（如肾盂肾炎、肾结核、膀胱炎或尿道炎）。成年女性生殖系统有炎症时，常有阴道分泌物混入尿内，除有成团脓细胞外，并伴有多量扁平上皮细胞。

（3）上皮细胞：尿液中上皮细胞来自肾至尿道的整个泌尿系统，包括肾小管上皮细胞亦称肾细胞、移行上皮细胞和复层扁平上皮细胞。①肾小管上皮细胞：来自远曲和近曲肾小管，由于受损变性，形态往往不规则，多为多边形、略大于白细胞，含有一个较大的圆形细胞核，核膜很厚，胞质中可有不规则颗粒和小空泡。如在尿中出现，常提示肾小管病变。在某些慢性炎症时，可见肾小管上皮细胞发生脂肪变性，胞质中充满脂肪颗粒，称为脂肪颗粒细胞。观察尿中肾小管上皮细胞，对肾移植术后有无排斥反应亦有一定意义；②移行上皮细胞：因部位不同其形态可有较大差别。表层移行上皮细胞，主要来自膀胱，体积约为白细胞的 4～5 倍，多为不规则的类圆形，胞核居中，又称大圆上皮细胞。中层移行上皮细胞，主要来自肾盂，为大小不一的梨形、尾形，故又称尾形上皮细胞，核较大，呈圆形或椭圆形。底层移行上皮细胞，来自输尿管、膀胱和尿道，形态圆形，胞核较小。正常尿中无或偶见移行上皮细胞，在输尿管、膀胱、尿道有炎症时可出现。大量出现应警惕移行上皮细胞癌；③复层扁平上皮细胞：亦称鳞状上皮细胞，呈大而扁平的多角形，胞核小，圆形或椭圆形，来自尿道前段。女性尿道有时混有来自阴道的复层扁平上皮细胞．尿中大量出现或片状脱落且伴有白细胞、脓细胞，见于尿道炎。

2．管型　是蛋白质、细胞或碎片在肾小管、集合管中凝固而成的圆柱形蛋白聚体。管型的形成条件：①尿中清蛋白、肾小管上皮细胞产生的 T-H 糖蛋白是构成管型的基质；②肾小管仍有浓缩和酸化尿液的功能，前者可使形成管型的蛋白等成分浓缩，后者则促进蛋白变性聚集；③仍存在可交替使用的肾单位，处于休息状态的肾单位尿液淤滞，有足够的时间形成管型。当该肾单位重新排尿时，已形成的管型便随尿排出。

（1）透明管型：由 T-H 糖蛋白、清蛋白和氯化物构成，为无色透明、内部结构均匀的圆柱状体，两端钝圆，偶尔含有少量颗粒。由于折光性低，需在暗视野下观察。正常人 0～偶见 /LP、老年人清晨浓缩尿中也可见到。在运动、重体力劳动、麻醉、用利尿剂、发热时可出现一过性增多。在肾病综合征、慢性肾炎、恶性高血压和心力衰竭时可见增多。有时透明管型内含有少量红细胞、白细胞和上皮细胞，又称透明细胞管型。

（2）颗粒管型：为肾实质病变崩解的细胞碎片、血浆蛋白及其他有形物凝聚于T-H蛋白上而成，颗粒总量超过管型的1/3，可分为粗颗粒管型和细颗粒管型，开始时多为粗大颗粒，在肾脏停滞时间较长后，粗颗粒碎化为细颗粒。①粗颗粒管型：在蛋白基质内含有较多粗大而致密的颗粒，外形较宽易断裂，可吸收色素而呈黄褐色，见于慢性肾炎、肾盂肾炎或某些（药物中毒等）原因引起的肾小管损伤；②细颗粒管型：在蛋白基质内含有较多细小而稀疏颗粒，见于慢性肾炎或急性肾小球肾炎后期。

（3）细胞管型：细胞含量超过管型体积的1/3，称为细胞管型。按其所含细胞命名为：①肾小管上皮细胞管型：在各种原因所致的肾小管损伤时出现；②红细胞管型：常与肾小球性血尿同时存在，临床意义与血尿相似；③白细胞管型：常见于肾盂肾炎、间质性肾炎等；④混合管型：同时含有各种细胞和颗粒物质的管型，可见于各种肾小球疾病。

二、尿液的其他检测

（一）尿钠检查

正常情况下体内钠的摄入量与排出量应保持平衡，摄入量决定于食物种类与饮食量。随粪便丢失的钠很少，为 $1 \sim 2mmol/d$，另外从汗液中排出约为 $50mmol/L$，因此钠的排出途径主要是经肾由尿液排出。钠可以自由通过肾小球，并由肾小管回吸收，其吸收量为近曲小管70%，亨利襻15%，远曲小管5%，皮质及髓质集合管各5%，尿液排出的钠少于肾小球滤过量的1%。当肾有病变时血钠浓度偏低，而尿液钠含量增高。

1. 参考值　$130 \sim 260mmol/24h$（$3 \sim 5g/24h$）。

2. 临床意义

（1）尿钠排出减少：见于各种原因引起低钠血症（如呕吐、腹泻、严重烧伤、糖尿病酸中毒等）。

（2）一次性尿钠检测：意义：①急性肾小管坏死时，肾小管对钠吸收减少，常呈急性少尿，一次性尿钠 $> 40mmol/L$；②肾前性少尿时，肾小管重吸收钠能力正常，为急性少尿，呈低尿钠，尿钠 $< 30mmol/L$。

（二）尿钙检查

肾是排泄钙的重要器官，肾小球每日滤出的钙约10g，其中1/2在近曲小管重吸收，1/3在髓襻升支重吸收，其余在近曲小管和集合管吸收，仅1%随尿排出，含量的高低可反映血钙水平。

人体钙的代谢是个复杂过程，需通过神经体液的调节，甲状旁腺素、降钙素和维生素 D_3 种最主要的体液调节因素，骨骼、肠道和肾是体液调节因素的 3 个主要靶器官。甲状旁腺素具有促进溶骨作用，使血钙升高。降钙素具有抑制骨盐溶解作用，使血钙降低。维生素 D 有促进肠吸收作用，可调节血钙浓度。因此当三种体液因素发生异常或三个靶器官有病变时，均能引起钙代谢的紊乱，从而导致血钙和尿钙异常。

1. 参考值　 $2.5 \sim 7.5mmol/24h$ （ $0.1 \sim 0.3g/24h$ ）。

2. 临床意义

（1）尿钙减少：见于：①甲状旁腺功能减退，由于甲状旁腺激素分部不足或缺如，骨钙动员及肠钙吸收明显减少，血钙降低，使尿钙浓度明显减少或消失；②慢性肾衰竭；③慢性腹泻；④小儿手足搐搦症。

（2）尿钙增加：见于：①甲状旁腺功能亢进：由于甲状旁腺激素分泌过多，钙自骨动员至血，引起血钙过高，尿钙增加；②多发性骨髓瘤时，由于骨髓瘤细胞在骨髓腔内大量增生，侵犯骨骼和骨膜，引起骨质疏松和破坏，出现高钙血症，再加上肾功能受损，肾小管的吸收作用差，更使尿钙增加；③用药监护：如维生素 D 的治疗效果观察，可进行尿钙检查并作为用药剂量参考。

（三）尿钾检查

钾的排出主要通过肾脏，在正常情况下，自肾小球滤过的钾98%被重吸收，而尿中排出的 K^+ 主要由远端小管细胞分泌，即 K^+-Na^+、K^+-H^+ 交换的结果。肾排出的钾有70%是由肾小管分泌，钾摄入量多则肾排钾也多。此外，当GFR明显降低时，近端小管几乎完全重吸收 Na^+，此时远端小管不能进行 Na^+-K^+ 交换；酸中毒时，远端小管 Na^+-K^+ 交换增加，肾的排钾量也减少；有机酸（如酮体）增加时，则 K^+ 排出增加。激素也影响 K^+ 的排出，肾上腺皮质激素，特别是盐皮质激素，有潴 Na^+ 及排 K^+ 作用，而醛固酮促进远端小管 Na^+、Cl^- 重吸收和 K^+、H^+ 的排出，但钾摄入量增加时，醛固酮的分泌也增加。

1. 参考值　 $51 \sim 102mmol/24h$ 尿。

2. 临床意义

（1）尿钾排出增多：见于呕吐、腹泻、原发性醛固酮增多症、库欣综合征、肾小管间质疾病、肾小管酸中毒、糖尿病酸中毒、药物（如锂、乙酰唑胺等）。

（2）尿钾排出减少：多见于各种原因引起的钾摄入少、吸收不良或胃肠道丢失过多。

三、肾小球功能检测

肾小球的功能主要是滤过，评估滤过功能最重要的参数是肾小球滤过率

(glomerular filtration rate, GFR)。正常成人每分钟流经肾脏的血液量为 1200～1400ml，其中血浆量为 600～800ml/min，有 20% 的血浆经肾小球滤过后，产生的滤过液（原尿）为 120～160ml/min，此即单位时间内（分钟）经肾小球滤出的血浆液体量，称为肾小球滤过率。为测定 GFR，临床上设计了各种物质的肾血浆清除率试验。

（一）血清肌酐测定

血中的肌酐（creatinine，Cr）由外源性和内生性两类组成。机体每 20g 肌肉每天代谢产生 1mg Cr，产生速率为 1mg/min，每天 Cr 的生成量相当恒定。血中 Cr 主要由肾小球滤过排出体外，肾小管基本不重吸收且排泌量也较少，在外源性肌酐摄入量稳定的情况下，血中的浓度取决于肾小球滤过能力，当肾实质损害，GFR 降低到临界点后（GFR 下降至正常人的 1/3 时），血 Cr 浓度就会明显上升，故测定血肌酐浓度可作为 GFR 受损的指标。敏感性较血尿素氮（BUN）好，但并非早期诊断指标。

1. 参考值　全血 Cr 为 88.4～176.8μmol/L；血清或血浆 Cr，男性为 53～106μmol/L，女性为 44～97μmol/L。

2. 临床意义

（1）血 Cr 增高：见于各种原因引起的肾小球滤过功能减退：①急性肾衰竭：血肌酐明显地进行性地升高为器质性损害的指标，可伴少尿或非少尿；②慢性肾衰竭：血 Cr 升高程度与病变严重性一致：肾衰竭代偿期，血 Cr ＜ 178μmol/L；肾衰竭失代偿期，血 Cr ＞ 178pmol/L；肾衰竭期，血 Cr 明显升高，＞ 445μmol/L。

（2）鉴别肾前性和肾实质性少尿：①器质性肾衰竭血 Cr 常超过 200μmol/L；②肾前性少尿，如心衰、脱水、肝肾综合征、肾病综合征等所致的有效血容量下降，使肾血流量减少，血肌酐浓度上升多不超过 200μmol/L。

（3）BUN/Cr（单位为 mg/d）的意义：①器质性肾衰竭：BUN 与 Cr 同时增高，因此 BUN/Cr ≤ 10 : 1；②肾前性少尿：肾外因素所致的氮质血症，BUN 可较快上升，但血 Cr 不相应上升，此时 BUN/Cr 常＞ 10 : 1。

（4）老年人、肌肉消瘦者 Cr 可能偏低，因此一旦血 Cr 上升，就要警惕肾功能减退，应进一步做内生肌酐清除率检测。

（5）当血肌酐明显升高时，肾小管肌酐排泌增加，致 Cr 超过真正的 GFR。此时可用西咪替丁抑制肾小管对肌酐分泌。

（二）血尿素氮测定

血尿素氮（blood urea nitrogen，BUN）是蛋白质代谢的终末产物，体内氨基酸脱氨基分解成 α-酮基和 NH_3，NH_3 在肝脏内和 CO_2 生成尿素，因此尿素的生成量取决于饮食中蛋白质摄入量、组织蛋白质分解代谢及肝功能状况。尿素主要经肾小球滤过随尿排出，正常情况下 30%～40% 被肾小管重吸收，肾小管有少量排泌，当肾实质受损害时，GFR 降低，致使血浓度增加，因此目前临床上多测定尿素氮，粗略观察肾小球的滤过功能。

1. 参考值　成人 3.2～7.1mmo/L；婴儿、儿童 1.8～6.5mmol/L。

2. 临床意义　血中尿素氮增高见于：

（1）器质性肾功能损害：①各种原发性肾小球肾炎、肾盂肾炎、间质性肾炎、肾肿瘤、多囊肾等所致的慢性肾衰竭；②急性肾衰竭肾功能轻度受损时，BUN 可无变化，但 GFR 下降至 50% 以下，BUN 才能升高。因此血 BUN 测定不能作为早期肾功能指标。但对慢性肾衰竭，尤其是尿毒症 BUN 增高的程度一般与病情严重性一致：肾衰竭代偿期 GFR 下降至 50ml/min，血 BUN ＜ 9mmol/L；肾衰竭失代偿期，血 BUN ＞ 9mmol/L；肾衰竭期，血 BUN ＞ 20mmol/L。

（2）肾前性少尿：如严重脱水、大量腹水、心脏循环功能衰竭、肝肾综合征等导致的血容量不足、肾血流量减少灌注不足致少尿。此时 BUN 升高，但肌酐升高不明显，BUN/Cr（mg/dl）＞ 10：1，称为肾前性氮质血症。经扩容尿量多能增加，BUN 可自行下降。

（3）蛋白质分解或摄入过多：如急性传染病、高热、上消化道大出血、大面积烧伤、严重创伤、大手术后和甲状腺功能亢进、高蛋白饮食等，但血肌酐一般不升高。以上情况矫正后，血 BUN 可以下降。

四、肾小管功能检测

1. 尿 β_2- 微球蛋白测定　是淋巴细胞和肿瘤细胞膜上组织相容性抗原（HLA）的轻链蛋白组分，分子量仅 11 800，电泳时出现于 β 区带而得名。随 HLA 的更新代谢降解释放入体液，正常人 β-MG 生成量较恒定，为 150～200mg/d。由于分子量小并且不和血浆蛋白结合，可自由经肾小球滤入原尿，但原尿中 99.9% 的 β_2-MG 在近端肾小管被重吸收，并在肾小管上皮细胞中分解破坏，仅微量自尿中排出。因 β_2-MG 在酸性尿中极易分解破坏，故尿收集后应及时测定。

（1）参考值：成人尿低于 0.3mg/L，或以尿肌酐校正为 0.2mg/g 肌酐以下。

（2）临床意义：尿 β_2-MG 增多较敏感地反映近端肾小管重吸收功能受损，如肾小管 - 间质性疾病、药物或毒物所致早期肾小管损伤，以及肾移植后急性排斥反应早期。肾移植后均使用可抑制 β_2-MG 生成的免疫抑制药，若仍出现尿 β_2-MG 增多，表明排斥反应未能有效控制。

由于肾小管重吸收 β_2-MG 的阈值为 5mg/L，超过阈值时，出现非重吸收功能受损的大量尿 β_2-MG 排泄。因此应同时检测血 β_2-MG，只有血 β_2-MG ＜ 5mg/L 时，尿 β_2-MG 升高才反映肾小管损伤。

2. 肾功能检测项目的选择和应用　肾有强大的贮备能力，早期肾病变往往没有或极少有症状和体征，故早期诊断很大程度上要依赖于实验室检测。但是，肾功能检测除极少数项目外，多数情况下，缺乏特异性。因此，选择和应用肾功能检测的原则是：①根据临床需要选择必需的项目或做项目组合，为临床诊断、病情监测和疗效观察等提供依据；②结合临床资料和其他检测，综合分析，做出客观结论。

（1）常规检查或健康体检：可选用尿自动分析仪试条所包括项目的尿一般检查。对于怀疑或已确诊的泌尿系统疾病者，应进行尿沉渣检查，以避免漏诊和准确了解病变程度。

（2）已确诊患有糖尿病、高血压、系统性红斑狼疮等可导致肾病变的全身性疾病者，为尽早发现肾损害，宜选择和应用较敏感的尿微量清蛋白、β_2-MG 等。

（3）为了解肾脏病变的严重程度及肾功能状况，应分别选择和应用肾小球功能试验。①主要累及肾小球，亦可能累及近端肾小管的肾小球肾炎、肾病综合征等，可在血肌酐、尿素和 β_2-MG 等肾小球滤过功能和近端肾小管功能检测项目中选择。必须注意，在反映肾小球滤过功能上，血肌酐、尿酸、尿素只在晚期肾脏疾病或肾有较严重损害时才有意义；②为了解肾盂肾炎、间质性肾炎、全身性疾病和药物（毒物）所致肾小管病变时，可考虑选用 β_2-MG 及肾小管的稀释－浓缩功能试验。监测肾移植后排斥反应，应动态观察上述指标的变化；③急性肾衰竭时，应动态检测尿渗量和有关肾小球滤过功能试验；慢性肾衰竭时，除尿常规检查外，可考虑选用肾小球和肾小管功能的组合试验。

五、肾上腺皮质激素检测

（一）尿 17-羟皮质类固醇测定（17-OHCS）

尿 17-羟皮质类固醇是肾上腺糖皮质激素及其代谢产物，其含量高低可以反映肾上腺皮质功能。由于糖皮质激素的分泌有昼夜节律性变化，因而用测定 24h 尿中 17-OHCS 水平以显示肾上腺糖皮质激素的变化。

1. 参考值　男性：$13.8 \sim 41.4 \mu mol/24h$，女性：$11.0 \sim 27.6 \mu mol/24h$。

2. 临床意义

（1）17-OHCS 增高：常见于肾上腺皮质功能亢进症，如库欣综合征、异源 ACTH 综合征、原发性色素性结节性肾上腺病以及原发性肾上腺皮质肿瘤等。另外，甲亢、肥胖症、女性男性化、腺垂体功能亢进等尿中 17-OHCS 也增高。

（2）17-OHCS 减低：17-OHCS 减低常见于原发性肾上腺皮质功能减退症，如 Addison 病、腺垂体功能减退症等。甲状腺功能减退症、肝硬化等 17-OHCS 也可减低。

（二）尿 17- 酮皮质类固醇测定

17- 酮皮质类固醇（17-KS）是雄激素代谢产物的总称，女性、儿童尿中 17-KS 主要来自肾上腺皮质，而男性 17-KS 约 2/3 来自肾上腺皮质，1/3 来自睾丸。因此，女性、儿童尿中 17-KS 含量反映了肾上腺皮质内分泌功能，而男性尿中 17-KS 含量则反映了肾上腺和睾丸的功能状态。

1. 参考值　①男性：34.7 ～ 69.4μmol/24h；②女性：17.5 ～ 52.5μmol/24h。

2. 临床意义　17-KS 在反映肾上腺皮质功能方面不如 17-OHCS，但 11β- 羟化酶、3- 羟化酶缺乏时，17-OHCS 多正常，而 17-KS 增高；当肾上腺腺癌伴有库欣综合征时，17-KS 较 17-OHCS 增高更明显。

（1）17-KS 增高：多见于肾上腺皮质功能亢进症、睾丸癌、腺垂体功能亢进、女性多毛症等。若 17-KS 明显增高，多提示肾上腺皮质肿瘤及异源 ACTH 综合征等。

（2）17-KS 减低：多见于肾上腺皮质功能减退症、腺垂体功能减退、睾丸功能低下等，也可见于肝硬化、糖尿病等慢性消耗性疾病等。

（三）血清皮质醇和尿液游离皮质醇测定

皮质醇主要是由肾上腺皮质束状带及网状带细胞所分泌。皮质醇进入血液后，90% 的皮质醇与皮质醇结合蛋白及清蛋白结合，游离状态的皮质醇极少。血循环中 5% ～ 10% 的游离皮质醇从尿中排出。由于皮质醇的分泌有昼夜节律性变化，一般检测上午 8 时和午夜 2 时的血清皮质醇浓度表示其峰浓度和谷浓度。24h 尿液游离皮质醇则不受昼夜节律性影响，更能反映肾上腺皮质分泌功能。因此，常以血清皮质醇和 24h UFC 作为筛检肾上腺皮质功能异常的首选指标。

皮质醇测定的适应证：①诊断皮质醇增多症或皮质醇缺乏；②作为许多功能试验的一部分，鉴别皮质醇增多或皮质醇不足。

1. 参考值　①血清皮质醇：上午 8 时，140 ～ 630nmol/L；午夜 2 时，55 ～ 165nmol/L；昼夜皮质醇浓度比值＞ 2；②UFC：30 ～ 276nmol/24h。

2. 临床意义

（1）血清皮质醇和 24h UFC 增高：血清皮质醇和 24h UFC 增高常见于肾上腺皮质功能亢进症、双侧肾上腺皮质增生或肿瘤、异源 ACTH 综合征等，且其浓度增高失去了昼夜变化规律。如果 24h UFC 处于边缘增高水平，应进行低剂量地塞米松抑制试验，当 24h UFC ＜ 276nmol 时，可排除肾上腺皮质功能亢进症。另外，非肾上腺疾病（如慢性肝病、单纯性肥胖、应激状态、妊娠及雌激素治疗等），也可使其增高。

（2）血清皮质醇和 24h UFC 减低：肾上腺皮质功能减退症、腺垂体功能减退等可使血清皮质醇和 24h UFC 减低，但其存在节律性变化。另外，应用苯妥英钠、水杨酸等也可使其减低。

（四）血浆和尿液醛固酮测定

醛固酮（ALD）是肾上腺皮质球状带细胞所分泌的一种盐皮质激素，作用于肾脏远曲小管，具有保钠排钾、调节水电解质平衡的作用，ALD浓度有昼夜变化规律，并受体位、饮食及肾素水平的影响。醛固酮测定的适应证：①醛固酮增多症的诊断；②联合肾素与功能试验对醛固酮增多症进行诊断与鉴别诊断；③检测肾上腺皮质激素缺乏。

1. 参考值

（1）血浆：①普通饮食：卧位（238.6±104.0）pmol/L，立位（418.9±245.0）pmol/L；②低钠饮食：卧位（646.6±333.4）pmol/L，立位（945.6±491.0）pmol/L。

（2）尿液：普通饮食：9.4～35.2nmol/24h。

2. 临床意义

（1）ALD增高：常见于由于肾上腺皮质肿瘤或增生引起的原发性醛固酮增多症，也可见于由于有效血容量减低、肾血流量减少所致的继发性醛固酮增多症，如心力衰竭、肾病综合征、肝硬化腹水、高血压及长期低钠饮食等。长期服用避孕药等也可使ALD增高。

（2）ALD减低：见于肾上腺皮质功能减退症、垂体功能减退、高钠饮食、妊娠高血压综合征、原发性单一性醛固酮减少症等。应用利血平、甲基多巴、甘草等也可使ALD减低。

六、肾上腺髓质激素检测

（一）尿液儿茶酚胺测定

儿茶酚胺（CA）是肾上腺嗜铬细胞分泌的肾上腺素、去甲肾上腺素和多巴胺的总称。血液中的CA主要来源于交感神经和肾上腺髓质，测定24h尿液CA含量不仅可以反映肾上腺髓质功能，也可以判断交感神经的兴奋性。

1. 参考值　71.0～229.5nmol/24h。

2. 临床意义

（1）CA增高：主要见于嗜铬细胞瘤，其增高程度可达正常人的2～20倍，但其发作期间CA多正常，应多次反复测定以明确诊断。另外，交感神经母细胞瘤、心肌梗死、高血压、甲亢、肾上腺髓质增生等CA也可增高。

（2）CA减低：见于Addison病。

（二）尿液香草扁桃酸测定

香草扁桃酸（vanillymandelic acid，VMA）是儿茶酚胺的代谢产物。体内CA的代谢产物中有60%是VMA，其性质较CA稳定，且63%的VMA由尿液排出，故测定尿液 VMA 可以了解肾上腺髓质的分泌功能。由于 VMA 的分泌有昼夜节律性变化，因此，应收集 24h 混合尿液用于测定 VMA。

1. 参考值　10～35μmol/24h。

2. 临床意义　VMA 主要用于观察肾上腺髓质和交感神经的功能。VMA 增高主要见于嗜铬细胞瘤的发作期、神经母细胞瘤和交感神经细胞瘤，以及肾上腺髓质增生等。

（三）血浆肾素测定

肾素为肾小球旁细胞合成分泌的一种蛋白水解酶，可催化血管紧张素原水解生成血管紧张素 I，后者再经血管紧张素 I 转化酶催化水解生成血管紧张素 II。血管紧张素 II 除直接产生多种效应外，还可促进肾上腺皮质释放醛固酮，此即肾素 - 血管紧张素 - 醛固酮系统。血浆肾素测定多以血管紧张素原为底物，检测肾素催化下生成血管紧张素 I 的速率代表其活性。血浆肾素检测多与醛固酮检测同时进行。

1. 参考值　普通饮食成人：立位采血 0.3～1.9ng/（ml·h），卧位为 0.05～0.79ng/（ml·h）；低钠饮食者：卧位采血为 1.14～6.13ng/（ml·h）。

2. 临床意义

（1）血浆肾素降低而醛固酮升高是诊断原发性醛固酮增多症极有价值的指标。但应用转化酶抑制药治疗的高血压、心衰患者可出现相反的变化，即血浆肾素活性升高而醛固酮减少。若两者皆升高见于肾性高血压、水肿、心力衰竭、肾小球旁细胞肿瘤等。严重肾脏病变，两者均降低。

（2）指导高血压治疗。高血压依据血浆肾素水平可分为高肾素性、正常或低肾素性。对高肾素性高血压，选用转化酶抑制药拮抗血浆肾素功能，可减少肾素分泌的 β 肾上腺素受体阻断药，可有较好的降压效果；而单用可升高血浆肾素水平的血管扩张药、钙通道阻滞药等降压药，则可因此而减弱降压效果。

七、性腺激素检测

血浆睾酮测定：

睾酮（testosterone）是男性最重要的雄激素（androgen），脱氢异雄酮（DHEA 或 DHIA）和雄烯二酮是女性的主要雄性激素。血浆睾酮浓度可反映睾丸的分泌功能，血液循环中具有活性的游离睾酮仅为 2%，睾酮分泌具有昼夜节律性变化，上午 8 时为分泌高峰。因此，测定上午 8 时的睾酮浓度对评价男性睾丸分泌功能具有重要价值。

1. 参考值

（1）男性：①青春期（后期）：100～200ng/L；②成人：300～1000pg/L。

（2）女性：①青春期（后期）：100～200ng/L；②成人：200～800ng/L；③绝经后：80～350ng/L。

2．临床意义

（1）睾酮增高：主要见于睾丸间质细胞瘤、男性性早熟、先天性肾上腺皮质增生症、肾上腺皮质功能亢进症、多囊卵巢综合征等，也可见于女性肥胖症、中晚期妊娠及应用雄激素等。

（2）睾酮减低：主要见于原发性小睾丸症、睾丸不发育症、Kallmann 综合征（嗅神经 - 性发育不全综合征）、男性 Turner 综合征等，也可见于前列腺癌去势治疗后、睾丸炎症、肿瘤、外伤、放射性损伤等。

八、垂体激素检测

（一）促肾上腺皮质激素测定

促肾上腺皮质激素（ACTH）是腺垂体分泌的含有 39 个氨基酸的多肽激素，其生理作用是刺激肾上腺皮质增生、合成与分泌肾上腺皮质激素，对 ALD 和性腺激素的分泌也有促进作用。ACTH 的分泌受促肾上腺皮质激素释放激素（CRH）的调节，并受血清皮质醇浓度的反馈调节。另外，ACTH 分泌具有昼夜节律性变化，上午 6 ～ 8 时为分泌高峰，午夜 22 ～ 24 时为分泌低谷．ACTH 测定的适应证，①鉴别诊断皮质醇增多症。②鉴别诊断肾上腺皮质功能减退。③疑有异位 ACTH 分泌。

1．参考值　①上午 8 时：25 ～ 100ng/L；②下午 6 时：10 ～ 80ng/L。

2．临床意义

（1）ACTHI 增高　常见于原发性肾上腺皮质功能减退症、先天性肾上腺皮质增生、异源 ACTH 综合征、异源 CRH 肿瘤等。另外，测定 ACTH 还可作为异源 ACTH 综合征的疗效观察、预后判断及转归的指标。

（2）ACTH 减低　常见于腺垂体功能减退症、原发性肾上腺皮质功能亢进症、医源性皮质醇增多症等。

（二）抗利尿激素测定

抗利尿激素（ADH）或称为血管升压素（VP）是下丘脑的视上核神经元产生的一种含有 9 个氨基酸的多肽激素，其主要生理作用是促进肾远曲小管和集合管对水的重吸收，即具有抗利尿作用，从而调节有效血容量、渗透压及血压。

1．参考值　1.4 ～ 5.6pmol/L。

2．临床意义

（1）ADH 增高：常见于腺垂体功能减退症、肾性尿崩症、脱水等，也可见于产生异源 ADH 的肺癌或其他肿瘤等。

（2）ADH 减低：常见于中枢性尿崩症、肾病综合征、输入大量等渗溶液、体液容量增加等，也可见于妊娠期尿崩症。

九、精液检测

精液是男性生殖系统的分泌物，由精子和精浆组成。睾丸曲细精管内的生精细胞在促性腺激素的作用下，经精原细胞、初级精母细胞、次级精母细胞及精子细胞的分化演变，最后发育成为成熟的精子，70%精子贮存于附睾内，2%贮存于输精管内，其余精子贮存于输精管的壶腹部。精浆是精子生存的递质和能量来源，对精子的存活和生理运动功能有重要作用。

（一）一般性状检查

1. 量　一次射精量与射精频度有关。一定量的精液是精子活动的间质，并可中和阴道的酸性分泌物，保持精子的活动力，以利精子顺利通过宫颈口而致孕。

（1）参考值：3～5ml/次射精。

（2）临床意义：①精液减少：已数日未射精而精液量少于1.5ml者，称为精液减少。精液减少不利于精子通过阴道进入子宫和输卵管，即使精子计数和精子活动力均正常，也难致孕，但不能肯定为男性不育症的原因；②无精液症：精液量减少至1～2滴，甚至排不出，称为无精液症。常见于生殖系统结核、淋病和非特异性炎症等；③精液过多：一次射精的精液量超过8ml，称为精液过多。精液过多可导致精子数量相对减少，也影响生育。常由于垂体促性腺激素分泌功能亢进，雄激素水平增高所致，也可见于长时间禁欲者。

2. 颜色和透明度　射精后立即用肉眼观察精液的颜色和透明度。

（1）参考值：灰白色或乳白色，久未射精者可呈淡黄色，液化后为半透明样。

（2）临床意义：①血性精液：凡是精液呈鲜红色、淡红色、暗红色或酱油色，并含有大量红细胞者，称为血性精液。常见于前列腺和精囊的非特异性炎症、生殖系统结核、肿瘤、结石，也可见于生殖系统损伤等；②脓性精液：呈黄色或棕色，常见于精囊炎、前列腺炎等。

3. 黏稠度和液化时间　刚射出的精液具有高度的黏稠性，呈胶冻样。由于纤溶酶的作用，精液离体后自行液化。精液由胶冻状态转变为流动状态所需要的时间称为精液液化时间。

（1）参考值：①刚射出的精液具有高度黏稠性；②液化时间<30min。

（2）临床意义：精液的黏稠性和液化过程极其复杂，前列腺、精囊的分泌物均可影响其液化，但液化也与室温高低有关。①精液黏稠度减低：刚射出的精液黏稠度低，似米汤，可能为先天性精囊缺如、精囊液流出受阻所致，也可见于生殖系统炎症所致的精子数量减少或无精子症；②液化时间延长或不液化：常见于前列腺炎，精液液化时间延长或不液化，可抑制精子的活动力而影响生育。

4. 气味　正常精液具有栗花或石楠花的特殊气味，这种气味来自前列腺分泌的精氨酸被氧化所致。

5. 酸碱度　正常精液呈弱碱性，可中和阴道的酸性分泌物，以维持精子的活动力。

（1）参考值：pH 7.2～8.0。

（2）临床意义：①精液 pH＞8.0，常见于前列腺、精囊腺、尿道球腺和附睾的炎症；②精液 pH＜7.0，常见于输精管阻塞、先天性精囊缺如、慢性附睾炎等。

（二）显微镜检查

精液液化后，先于显微镜下观察有无精子。若无精子，将精液离心后再检查，若仍无精子，则称为无精子症；若仅见少量精子，称为精子缺乏。无精子症和精子缺乏是男性不育的主要原因，常见于睾丸结核、淋病、先天性睾丸下降不全、先天性输精管发育不全、先天性睾丸附睾分离、睾丸炎后遗症等，也可见于输精管结扎术6周后。若精液中有精子则可以继续进行显微镜检查。

1. 精子活动率和活动力

（1）精子活动率：是检测活动精子占精子总数的百分率。观察 100 个精子，计数活动精子的数量，计算出精子活动率。如果不活动精子＞50%，应进行伊红体外活体染色检查，以鉴别其死活。

（2）精子活动力（sperm motility）：是精子向前运动的能力，即活动精子的质量。

a 级：精子活动力良好，精子呈直线前向运动。

b 级：精子活动力较好，精子呈缓慢或呆滞的前向运动，但有时略有回旋。

c 级：精子活动力不良，精子运动迟缓，在原地打转

d 级：精子完全无活动力，加温后仍不活动，即死精子。

参考值：①射精 30～60min 精子活动率为 80%～90%，至少＞60%；②伊红染色精子活动率＞75%；③射精 60min 内（a＋b）级＞50%，a 级≥25%。

临床意义：精子活动率和精子活动力与受精有密切关系。活动力低下的精子难以抵达输卵管与卵子结合而完成受精过程，且精子活动率减低常伴有活动力低下；精子活动率＜40%，且以 c 级活动力为主，则为男性不育症的主要原因之一。常见于：①精索静脉曲张：由于静脉曲张，血流不畅，导致阴囊温度升高及睾丸组织缺 O_2 和 CO_2 蓄积，使精子活动力降低；②生殖系统感染；③应用某些抗代谢药物、抗疟药、雌激素、氧化氮芥等

2. 精子计数　计数单位体积精液内的精子数量。采用碳酸氢钠破坏精液的黏稠性，甲醛固定精子，定量稀释后，计数精子数量。

（1）参考值：①精子计数：（60～150）×10^9/L；②一次射精精子总数（4～6）×10^8。

（2）临床意义：正常人的精子数量存在着明显的个体差异，即使同一个体在不同

的时间内，其精子数量也有较大的变化。致孕的最低限为精子计数 $20×10^9/L$，1 次射精精子总数 $1×10^8$。连续 3 次精子计数的结果均低于 $20×10^9/L$，称为少精子症,常见于：①精索静脉曲张；②先天性或后天性睾丸疾病：如睾丸畸形、萎缩、结核、炎症、肿瘤等；③理化因素损伤：如抗癌药、重金属、乙醇、放射线等损伤；④输精管、精囊缺陷；⑤长期食用棉酚等；⑥内分泌疾病：如垂体、甲状腺、性腺功能亢进或减退、肾上腺病变等。

3. 精子形态　正常精子由头部、体部和尾部组成，长 $50 \sim 60 \mu m$，外形似蝌蚪。凡是精子头部、体部和尾部任何部位出现变化，都认为是异常精子。最常见是头部异常，如大头、小头、锥形头、梨形头、无定型头、空泡样头、双头等；体部异常有分支、双体、体部肿胀或消失等；尾部异常有双尾、短尾、尾部弯曲、尾部消失等。

（1）参考值：异常精子＜ 20%。

（2）临床意义：精液中异常形态精子＞ 20% 为异常，如果正常形态精子低于 30%，称为畸形精子症（teratospermia）。异常形态精子增多常见于：①精索静脉曲张；②睾丸、附睾功能异常；③生殖系统感染；④应用某些化学药物：如卤素、乙二醇、重金属、雌激素等；⑤放射线损伤等。

十、前列腺液检测

前列腺液是精液的重要组成成分，占精液的 15% ～ 30%。通过前列腺按摩所获得的前列腺液混有精囊液，此为静态液；由射精排入精液中的前列腺液为刺激性分泌物。前列腺液的成分比较复杂，主要有纤溶酶、β - 葡萄糖腺苷酶、酸性磷酸酶、蛋白质、葡萄糖以及钠、钾、锌、钙等，还有少量上皮细胞和白细胞。前列腺液检测主要用于前列腺炎、结石、结核、肿瘤和前列腺肥大的辅助诊断，也可用于性病的检测等。

1. 标本采集　前列腺液标本通过前列腺按摩术获得。按摩前列腺时首先将第 1 滴前列腺液弃去，然后再收集标本。前列腺液量少时可直接将标本滴在载玻片上，量多时可将标本收集于洁净的试管内。按摩后收集不到标本，可以采集按摩后的尿液进行检测。采集细菌培养标本时，应无菌操作，并将标本收集在无菌容器内。采集标本时应注意：①1 次采集标本失败或检测结果阴性，而又有临床指征时，可间隔 3 ～ 5d 后重新采集标本或复查。②疑有前列腺结核、急性炎症而有明显的压痛、脓肿或肿瘤时，应慎重进行前列腺按摩。③检测前 3 天应禁止性生活，因为性兴奋后前列腺液内的白细胞常增加。

2. 一般性状检查

（1）量：正常成人经一次前列腺按摩可采集的前列腺液为数滴至 1ml，前列腺炎时前列腺液减少或缺如。

（2）颜色和透明度：前列腺按摩时常将精囊液挤出，使正常前列腺液中含有一定量的精囊液，放前列腺液呈淡乳白色、半透明的稀薄液体。①黄色脓性或浑浊黏稠的前列腺液见于前列腺炎；②血性前列腺液见于精囊炎、前列腺炎、前列腺结核、结石和肿瘤等，也可为按摩前列腺用力过重所致。

（3）酸碱度：正常前列腺液呈弱酸性，pH 为 6.3～6.5，50 岁以上者 pH 稍高。pH 增高见于前列腺液中混有较多精囊液时。

（4）非染色涂片：红细胞＞5（个/HPF），增多见于前列腺炎或肿瘤、结核、精囊炎、前列腺按摩过重。白细胞＞10（个/HPF），增多且成堆出现见于前列腺炎、前列腺脓肿。

（李承勇）

第二节　影像学检查

一、肾与输尿管疾病影像学检查及影像学改变

（一）肾与输尿管疾病影像学检查

1. X 线检查

（1）腹部平片：是泌尿系统常用的初查方法。常规摄取仰卧前后位片。

腹部平片前后位片上，于脊柱两侧可见双侧肾轮廓。正常肾边缘光滑，密度均匀。肾影长 12～13cm，宽 5～6cm，位于第 12 胸椎至第 3 腰椎之间，一般右肾略低于左肾。肾的长轴自内上斜向外下，其与脊柱间形成的角度称肾脊角，正常为 15°～25°。侧位片上，肾影与腰椎重叠，上极较下极略偏后。正常输尿管不能显示。腹部平片上，肾异常表现包括肾区内高密度钙化影及肾轮廓的改变。前者主要为肾盂结石，也可见于肾结核、肾癌或肾囊肿。肾轮廓改变包括肾影增大或部分增大并局部外突，主要见于肾盂积水、肾肿瘤或肾囊肿；肾影消失，见于肾周病变，例如肾周脓肿或血肿。

（2）尿路造影：根据对比剂引入的途径分为排泄性尿路造影和逆行性尿路造影。

1）排泄性尿路造影：又称静脉性肾盂造影（IVP）。其应用依据是有机碘化物的水溶液如泛影葡胺或碘苯六醇（非离子型对比剂）于静脉注入后，几乎全部由肾小球滤过而排入肾盂内，不但能显示肾盏、肾盂、输尿管及膀胱内腔，且可大致了解两肾的排泄功能。

检查前准备：①首先需了解有无应用对比剂的禁忌证，检查前还需行碘过敏试验并备好急救药物；②应清除肠管内气体和黄便，并限制饮水。

排能性尿路造影检查取仰卧位。先摄取腹部平片，其后行造影检查。成人用 60% 泛影葡胺或碘海醇，于静脉内 2 分钟注毕。注药时下腹部使用压迫带，暂时阻断输尿

管,以使对比剂充盈肾盏和肾盂。注药后 1～2 分钟摄片,一般能较好显示肾实质影像。注药后 15 分钟、30 分钟分别摄取双侧肾区片。如肾盏、肾盂显影良好则除去压迫带并摄取全腹片,此时输尿管和膀胱显影。

正常排泄性尿路造影显示:注入对比剂后 1～2 分钟,肾实质显影,密度均匀;2～3 分钟后肾盏和肾盂开始显影;15～30 分钟肾盏和肾盂显影最浓。

肾小盏分为体部和穹隆部:体部又称漏斗部,是与肾大盏相连的短管;管的远端为穹隆部,其顶端由于肾乳头突入而形成杯口状凹陷,杯口的两侧缘是尖锐的小盏穹隆。肾大盏边缘光滑整齐,呈长管状,可分为三部分:①顶端或尖部,与数个肾小盏相连;②峡部或颈部,为长管状部分;③基底部,与肾盂相连。肾大、小盏的形态有很大差异,有的粗短,有的细长,数目亦常不同,两侧也多不对称。肾盂形态亦有很大变异,多呈喇叭状,少数呈分支型或壶腹型。

输尿管管腔充盈对比剂后显影,长约 25cm,上端与肾盂相连,在腹膜后沿脊椎旁向前下行。入盆腔后,在骶髂关节内侧走行,过骶骨水平后再弯向外,最后斜行进入膀胱。输尿管有三个生理狭窄区,即与肾盂相连处、通过骨盆缘处和进入膀胱处。输尿管腔的宽度因蠕动可有较大变化,但边缘光滑,走行柔和,可有折曲。

2)逆行性尿路造影:包括逆行肾盂造影和逆行膀胱造影等,其中逆行肾盂造影是指在行膀胱镜检查时,将导管插入输尿管内,透视下缓慢注入对比剂而使肾盂、肾盏显影的方法。本法适用于排泄性尿路造影显影不佳患者。正常肾盏、肾盂和输尿管表现同排泄性尿路造影。然而,如果注射压力过高会造成对比剂的肾脏回流,也称逆流或反流。

排泄性或逆行性尿路造影时肾盂、肾盏和输尿管常见异常表现包括:①肾盂和肾盏受压、变形、移位,凡肾实质内肿物如肾囊肿、肿瘤、血肿或脓肿均可引起这种改变;②肾盂、肾盏破坏,表现肾盂、肾盏边缘不规整乃至正常结构完全消失,主要见于肾结核、肾盂癌和侵犯肾盂肾盏的肾癌;③肾盂、肾盏或输尿管内充盈缺损,显示病变区内无对比剂充填,为突入腔内病变或腔内病变所致,包括肾盂、肾盏或输尿管肿瘤、肾实质肿瘤、结石、血块和气泡等;④肾盂、肾盏和输尿管扩张积水,常为梗阻所致,原因多而复杂,包括肿瘤、结石、血块、先天性狭窄、外在性压迫等。

2. 超声检查　肾与输尿管超声检查宜选用凸阵式探头,频率 30.5MHz,目前彩色多普勒血流显像已用于泌尿系统检查。肾检查体位可为俯卧位、侧卧位及仰卧位,必要时还需站立位,经背部、侧腰部、腹部途径扫查肾脏。输尿管检查可取侧卧或仰卧位,沿输尿管走行区进行寻找。

肾 USG 检查异常表现包括:①肾窦回声异常:内有高回声光团伴后方声影,见于肾盂结石;肾窦分离,高回声的肾窦部分或全部为液性暗区替代,为肾盂积水表现;

肾窦区低回声肿块，见于肾盂肿瘤；②肾实质回声异常：单发或多发边缘光滑的圆形或椭圆形液性暗区，壁菲薄，且不与肾盂、肾盏相通，见于单纯性囊肿或多囊肾；肾实质内不规则形肿块，回声不均并有液性暗区，常为肾癌；而以高回声为主的肾实质肿块是含脂肪成分的血管平滑肌脂肪瘤表现。

3. CT 检查

（1）平扫检查：肾与输尿管 CT 检查无需特殊准备。常规取仰卧位。检查范围要包括全部肾脏，如需同时观察输尿管，则继续向下扫描，直至输尿管的膀胱入口处。层厚通常为 10mm，偶用 5mm 以更佳显示小病灶。

（2）增强检查：肾与输尿管应常规行增强检查。方法是向静脉内快速推注 60% 泛影葡胺或相同碘含量的非离子型对比剂 60 ～ 100ml，注毕后即行肾实质的双期扫描，即对比剂注入后 1 分钟内和 2 分钟时分别扫描双肾区，可观察肾皮、髓质强化程度随时间所发生的改变。可显示肾实质强化；5 ～ 10 分钟后，再次行双肾区及输尿管区扫描，以观察肾盂和输尿管充盈情况。

CT 检查异常表现包括肾实质、肾盂、肾盏及输尿管异常。肾实质表现为密度不同的肾实质肿块，较大肿块向肾外突出而致肾形态发生改变。依肿块密度可分为：①水样密度囊性病变，无强化，见于各种类型肾囊肿；②低密度、软组织密度或混杂密度肿块，增强检查有不同程度和形式强化，多为各种类型良、恶性肾肿瘤；③高密度肿块，常为外伤后血肿，偶见于囊肿出血和肾癌，后者发生强化。肾盂、肾盏常见病变是高密度结石，肾盂积水产生的肾盏、肾盂扩大，与肿瘤所致的软组织密度肿块。输尿管主要异常表现是梗阻造成的扩张积水，在梗阻端层面有可能发现高密度结石影或软组织密度肿块，后者常为输尿管肿瘤。输尿管不规则狭窄与扩张见于输尿管结核。

4. MRI 检查

（1）平扫检查：肾与输尿管 MRI 检查常规用 SE 序列，行横断面 T_1WI 和 T_2WI 检查，必需时辅以冠状或矢状面 TWI 检查。应用 TWI 并脂肪抑制技术有助于对肾解剖结构的分辨及含脂肪性病变的诊断。

（2）增强检查：顺磁性对比剂 Gd-DTPA，如同含碘的尿路对比剂，可由肾小球滤过。向静脉内快速注入 Gd-DTPA 后，即行 T_1WI 检查或 T_1WI 并脂肪抑制技术检查。

（3）核磁尿路成像（MRU）：MRU 用于检查尿路梗阻性病变，不用对比剂也能显示扩张的肾盏、肾盂和输尿管。原理是尿液中游离水的 T 值要明显长于其他组织和器官，因而在重 T_2WI 上呈高信号，背景结构皆为低信号，应用最大强度投影（MIP）行三维重建，即可获得犹如 X 线尿路造影的图像。

MRI 检查中肾与输尿管病变依组织成分而有不同的信号特征，主要含水的病变如肾囊肿或扩张的肾双侧肾盏、肾盂明显扩张，均呈长 T_1 低信号和长 T_2 高信号；脂肪性病变如血管平滑肌脂肪瘤的脂肪灶，在各成像序列上均与腹内脂肪信号强度相同；当病变内含有出血、坏死和纤维化时，常致其信号不均，增强检查多呈不均一强化，为肾癌常见表现。MRU 检查显示扩张的肾盏、肾盂和输尿管皆呈明显高信号。

（二）肾输尿管疾病常见的影像学改变

1. 肾结石 平片检查中肾结石可为单侧或双侧性，位于肾窦部位，表现为圆形、卵圆形、桑葚状或鹿角状高密度影，可均匀一致，也可浓淡不均或分层。桑葚、鹿角状和分层均为结石典型表现。侧位片上，肾结石与脊柱影重叠，应与胆囊结石、淋巴结钙化及腹内容物鉴别。CT 检查能确切发现位于肾盏和肾盂内的高密度结石。超声检查肾结石表现为强光点或强光团，后方伴有声影。

2. 输尿管结石 多为肾结石脱入所致，易停留在生理性狭窄处，X 线平片和平扫 CT 检查均表现为输尿管走行区内约米粒大小的致密影，CT 还可发现结石上方输尿管和肾盂扩张。对于 X 线平片和平扫 CT 难以确定的结石，可行排泄性、逆行性尿路造影或增强 CT 检查，以显示输尿管，确定其是否在输尿管内。USG 检查，输尿管结石表现为高回声光团并后伴声影，结石的显示与操作者手法相关，中下段结石显示困难。

对于临床怀疑的肾和输尿管结石，通常以 X 线平片作为初查方法，表现典型的结石诊断不难。若平片确认困难，应行尿路造影、CT 和 USG 检查，以确定有无结石。MRI 对钙化显示不佳，故不作为首选检查，然而 MRU 可显示结石造成的肾和输尿管积水。

3. 肾与输尿管结核 平片检查，可无异常发现，有时可见肾实质内云絮状或环状钙化，甚至全肾钙化。尿路造影检查，早期显示肾小盏边缘不整如虫蚀状，当肾实质空洞与肾小盏相通时，可见肾小盏外侧有一团对比剂与之相连，边缘不整；病变进展，造成肾盏、肾盂广泛破坏或形成肾盂积脓时，排泄性尿路造影常不显影，逆行性尿路造影显示肾盂、肾盏共同形成一扩大而不规则的空腔。输尿管结核表现管腔边缘不整、僵直或形成不规则狭窄与扩张。

CT 检查早期显示肾实质内低密度灶，边缘不整，增强检查可有对比剂进入，代表肾实质内结核性空洞，对于肾盏、肾盂早期破坏则显示不佳；病变进展，显示部分肾盏乃至全部肾盏、肾盂扩张，呈多个囊状低密度影，CT 值略高于水，常并有肾盂和输尿管壁的增厚，范围较广；肾结核钙化时，显示多发点状或不规则高密度影，甚至全肾钙化。USG 检查肾及输尿管结核表现多样，不具特征。MRI 表现类似 CT 所见，但对钙化显示不敏感，而 MRU 则能清楚显示病变造成的肾盏、肾盂及输尿管扩张。肾及输尿管结核的诊断，以尿路造影和 CT 检查为主，可显示病变范围、程度和病期，特别是尿路造影能显示早期肾盏改变，CT 则能敏感地发现病灶内钙化和管壁增厚，均有助于正确诊断。

4. 肾癌 是最常见的肾恶性肿瘤，主要发生在中老年，男性多于女性。

　　腹部平片检查显示肾影增大，呈分叶状或局部隆凸，少数肿瘤有不同形态钙化。尿路造影时，由于肿瘤压迫，使肾盏伸长、狭窄、变形乃至闭塞，也能致肾盏分离而呈"手握球"状改变。肿瘤压迫或侵犯肾盂时，肾盂变形或发生充盈缺损。选择性肾动脉造影检查，肾癌表现为网状和不规则杂乱血管影及池状充盈区，相邻血管发生移位、分离。当前，USG 和 CT 是肾癌的主要检查方法。USG 检查肾表面有隆起，肿块边缘不光整，呈强弱不等回声或混合性回声，可有坏死、囊变所致的液性暗区。血管内瘤栓致腔内有散在或稀疏回声；淋巴结转移呈低回声结节，围绕肾动脉和主动脉周围。CT 检查表现为肾实质肿块，较大者突向肾外。肿块密度可均一，低于或类似周围肾实质，偶为略高密度；也可密度不均，内有不规则低密度区。部分肿瘤内有不规则钙化灶。增强检查早期，肿瘤有明显不均一强化，其后由于周围肾实质强化而呈相对低密度。肿瘤向外侵犯致肾周脂肪密度增高、消失；肾静脉和下腔静脉发生瘤栓时，管径增粗且不再发生强化；淋巴结转移位于肾血管及腹主动脉周围，呈单个或多个类圆形软组织密度结节。MRI 检查肾癌多呈混杂信号，T_2WI 上病变周边可有低信号带，代表假性包膜；Gd-DTPA 增强检查，肿块呈不均 - 强化。MRI 的重要价值在于确定肾静脉、下腔静脉及右心房内有无瘤栓，发生瘤栓时，这些结构的流空信号消失。

　　肾实质肿块并有上述影像学表现，特别是 CT 和 USG 表现典型者，肾癌诊断并不困难，并可进行肿瘤分期。诊断困难的是少数囊性肾癌与并有感染、出血的肾囊肿鉴别，有明显肾盂侵犯的肾癌与向肾实质侵犯的肾盂癌鉴别，往往需穿吸活检其至手术才能诊断。

　　5. 肾血管平滑肌脂肪瘤　是肾脏较为常见的良性肿瘤。常见于中年女性，20％肿瘤并有结节性硬化，常为双侧多发，见于任何年龄。肿瘤大小可自几毫米直至20cm，由平滑肌、血管和脂肪组织构成，其比例有很大差异。X 线平片和尿路造影检查，肿瘤小时无异常发现，大时显示肾轮廓改变及肾盏、肾盂受压。USG 检查表现为肾实质内高回声肿块，可回声不均，肿块边界清晰。在较大肿块的周边或内部有短线状动脉血流信号。CT 和 MRI 检查能显示肾血管平滑肌脂肪瘤的组织特征，即肾实质不均质肿块内有脂肪性低密度或信号灶。应用 TWI 并脂肪抑制技术，高信号脂肪灶转变为低信号，具有特征性。依据 CT 和 MRI 检查发现肾不均质肿块内有明确脂肪成分，通常不难做出血管平滑肌脂肪瘤诊断。诊断困难的是含脂肪量很少的肿瘤，不能与常见的肾癌相鉴别。

　　6. 肾囊肿与多囊肾　肾囊肿有多种类型，其中最常见的是单纯性肾囊肿，临床上多无症状。病理上，单纯性肾囊肿为一薄壁充液的囊肿，可单发或多发。多囊肾为遗传性病变，成人型多见，常合并多囊肝。中年时出现症状，表现腹部肿块、血尿、高血压，晚期发生尿毒症。病理上，双肾布满大小不等多发囊肿。

（1）单纯性肾囊肿：腹部平片多无异常，偶见囊肿壁的弧线状钙化。尿路造影检查呈肾盂肾受压表现。USG 检查，肾实质内见单发或多发类圆形液性暗区，边缘光滑，后方及后壁回声增强，病变可向肾外突出。CT 和 MRI 检查，病变形态表现类似 USG 所见，分别呈水样密度和信号强度，增强检查无强化。

（2）成人型多囊肾：平片检查双肾影明显增大，边缘呈波浪状；尿路造影可见双侧肾盂和肾盏移位、拉长、变形和分离，呈"蜘蛛足"状改变。USG、CT 和 MRI 检查均可。

二、膀胱疾病影像学检查

1. **膀胱结石**　平片检查膀胱结石可表现为圆形、卵圆形、桑葚状或鹿角状高密度影，大小不等，边缘光滑或毛茸，密度均匀、不均或分层。结石通常随体位改变位置。憩室内结石位于一侧且位置固定。膀胱造影能进一步确定憩室内结石，并能发现阴性结石。

USG 检查结石表现为膀胱内强光团，后方伴声影，并随体位改变而移动。CT 和 MRI 检查虽能显示膀胱结石，但不作为常规检查方法。CT 检查结石表现为膀胱腔内致密影，即使阴性结石，密度也显著高于其他病变；MRI 检查结石在 TWI 和 TWI 上皆呈非常低的信号。膀胱结石的诊断主要依赖 X 线平片和 USG 检查，根据其位置和表现特征，通常不难诊断。

2. **膀胱肿瘤**　常见于 40 岁以上男性，临床表现血尿，可伴有尿痛和尿急。病理上，膀胱肿瘤多为来自上皮组织的乳头状癌和乳头状瘤。

膀胱造影时，肿瘤表现为大小不等的充盈缺损，通常单发，也可多发。乳头状瘤一般较小，表面光滑；乳头状癌常不规则，基底部较宽，表面凹凸不平呈菜花状，侵犯肌层时致局部膀胱壁僵硬。非乳头状癌造成的充盈缺损可不明显，仅显示局部膀胱壁僵硬。

USG、CT 和 MRI 检查同样能显示自膀胱壁向腔内突入的肿块，并能发现膀胱癌侵犯肌层所致的局部膀胱壁增厚此外，在膀胱癌时直肠内 USG 和增强 MRI 检查还能显示肿瘤对膀胱壁的侵犯深度；CT 和 MRI 检查还能发现肿瘤对膀胱周围脂肪和邻近器官的侵犯及盆腔淋巴结转移。对于膀胱癌 USG、CT 和 MRI 检查还能较为准确地显示肿瘤侵犯范围及有无转移，从而有助于肿瘤的分期和临床治疗。

三、肾上腺疾病影像学检查

1. **肾上腺增生**　对于肾上腺增生，USG 和 MRI 检查效果均不佳，通常以 CT 作为主要检查方法，表现双侧肾上腺弥漫性增大，侧支厚度 > 10mm 和（或）面积 > 150mm²。明显增大时，边缘可有一些小的结节影。增大的肾上腺通常保持正常形态。

Cushing 综合征患者，依据上述 CT 表现，不难做出肾上腺增生的诊断。应当明确约 50% 的肾上腺增生虽有功能异常，但无明显形态学改变，CT 检查可显示正常。

2. Cushing 腺瘤　表现为肾上腺类圆形或椭圆形肿块，边界清楚，大小多为 2～3cm。USG 检查肿块呈低回声；CT 上密度均一，类似肾脏密度，呈中度以下强化，并显示非病变处肾上腺萎缩；MRI 检查肿块信号强度类似肝实质，梯度回波反相位上信号强度明显下降。影像学检查功能性与非功能性肾上腺皮质癌具有相似表现，均显示为较大的肾上腺肿块，直径常超过 7cm，呈分叶、卵圆或不规则形。由于肿瘤内有坏死和陈旧性出血而致其回声、密度和信号不均，CT 和 MRI 增强检查还可显示肿块呈不规则强化。此外，不同检查方法还可显示肿瘤侵犯下腔静脉造成的瘤栓及淋巴结、肝和肺部转移。

3. 嗜铬细胞瘤　肾上腺嗜铬细胞瘤一般较大，直径常为 3～5cm，因此无论 USG、CT 或 MRI 检查均易发现肿瘤，表现为单侧肾上腺圆形或椭圆形肿块，边界清楚，偶为双侧性。由于肿瘤内常有陈旧性出血、坏死或囊变，致其回声、密度或信号不均，肿瘤中央部有无回声、低密度或长 T_2 高信号灶；周围的实性部分则为中等回声，软组织密度，或 TWI 像上呈较高信号。增强 CT 或 MRI 检查，周围实体部分明显强化。

肾上腺外的嗜铬细胞瘤常位于腹主动脉旁，也可见于膀胱壁或纵隔内，其影像学表现类似肾上腺嗜铬细胞瘤。

恶性嗜铬细胞瘤的影像学表现与非恶性者并无明显差异，但可发现转移灶。临床考虑为嗜铬细胞瘤时，若 USG、CT 或 MRI 检查发现肾上腺较大肿块并具有上述表现，当可诊为肾上腺嗜铬细胞瘤；如肾上腺区未发现异常，应继续检查其余部位，寻找异位嗜铬细胞瘤，其中 MRI 检查易于发现异位肿瘤；当查出肾上腺或肾上腺外肿瘤，并发现淋巴结转移或（和）肝、肺等部位转移灶时，应考虑为恶性嗜铬细胞瘤。

四、前列腺癌

对于早期限于前列腺被膜内的肿瘤，只有 MRI 检查能够做出诊断，T_2WI 上表现前列腺的高信号周围区内出现低信号结节，而前列腺被膜完整。一旦肿瘤突破被膜并侵犯邻近结构时，USG、CT 和 MRI 检查均显示前列腺非对称性增大，呈分叶状改变，内部回声不均，出现低密度灶，或为短 T 低信号肿块影。前列腺周围脂肪和邻近结构受累时，其密度或信号随之改变，其中精囊角消失是常见表现，指示精囊和膀胱已受累。此时，常可发现盆壁处淋巴结转移。

（李承勇）

第三节 膀胱镜检查

一、适应证

1. 明确血尿原因及出血部位。

2. 明确膀胱、尿道内病变的性质及范围。

3. 膀胱病变取组织活检。

4. 膀胱癌手术后复查。

5. 膀胱内治疗（膀胱黏膜下注射、膀胱内碎石、膀胱异物取出）。

6. 逆行尿路造影、肾盂尿留取。

7. DJ 管置入及拔除。

8. 肾盂内测压（上尿路动力学检查）、肾盂内注药。

二、禁忌证

1. 尿道狭窄、重度前列腺增生。

2. 先天性尿道畸形。

3. 急性尿道炎、膀胱炎。

4. 急性前列腺炎、附睾炎。

5. 严重膀胱、尿道损伤。

6. 女性月经期、妊娠期。

7. 膀胱挛缩，容量 < 50ml 者。

8. 有全身出血倾向的患者。

9. 身体条件差，不能耐受检查者。

10. 血尿严重或膀胱内病变过大者。

三、操作步骤

1. 检查前嘱患者先排空膀胱，取截石位。

2. 术者严格按无菌操作要求，以尿道口为中心碘伏常规消毒外阴部，铺无菌孔巾。

3. 尿道内注入适当的黏膜表面麻醉药（奥布卡因胶剂），保留 3 ～ 5 分钟，也可视患者的情况选择腰麻或骶管麻醉。

4. 选择口径适当的镜鞘，检查视野、开关、光源是否良好，闭孔器与镜鞘是否闭合完好。膀胱镜有 0°、30°、70°的视角，可在尿道、膀胱内进行全面的检查，用活检钳取活体组织作病理学检查；通过插管镜经双侧输尿管口插入输尿管插管，作逆行肾盂造影或收集肾盂尿送检，亦可进行安置输尿管支架作内引流。特殊的膀胱尿道镜包括电切镜等还可施行尿道、膀胱、前列腺、输尿管和肾的比较复杂的操作。

5．镜鞘表面涂以表面麻醉药，用左手垫以无菌纱布夹持拉直阴茎，拇指和示指分开尿道口（对女性患者，以左手拇指和示指分开小阴唇充分显露尿道口），将镜鞘连同闭孔器插入尿道，紧贴尿道壁缓缓下降至尿道球部（嘱患者放松，平静呼吸），保持镜身在中线位置，沿一小弧形缓缓压低镜鞘后端，边压低边轻微向前推进，至镜身近水平或更低位，将镜鞘缓缓送入膀胱内。嘱患者放松，切忌暴力进镜。

6．退出闭孔器，测残余尿量，按要求置入不同型号的观察镜，连接好光源、冲水装置，边冲水边观察膀胱内情况，至膀胱黏膜皱褶变平（患者有尿意）时停止膀胱进水，同时记录膀胱容量。

7．按顺序观察，先将膀胱镜退至颈部，旋转360°，观察膀胱颈部情况，然后慢慢向前推进，观察三角区，沿输尿管镜观察双侧输尿管开口的形态及喷尿情况，然后边推进，边反复旋转镜体，依次观察两侧壁、底部、顶部及前壁。

8．检查完毕后，退出观察镜，排空膀胱，置入闭孔器，退出镜鞘。嘱患者多饮水，观察排尿情况。

四、注意事项

1．严格遵守无菌操作规范。

2．动作宜轻柔，切忌使用暴力，避免出现不必要的尿道损伤。

3．膀胱内观察应循序渐进，避免遗漏。

4．包皮口狭窄者，检查后应及时将包皮复位，防止嵌顿形成。

5．适当应用抗生素预防尿路感染。

（李承勇）

第四章 泌尿外科常用技术

第一节 导尿

一、目的

1. 治疗 ①解除尿潴留，手术中或危重患者监测尿量；②下尿路手术后膀胱引流；③神经源性膀胱间歇导尿及膀胱内注射药物；④恢复尿道损伤患者的尿道连续性。

2. 诊断 ①女性获取未受污染的尿标本作细菌培养；测量膀胱容量、压力及测定残余尿量；②行膀胱尿道造影时经导尿管灌注造影剂和尿流动力学测定膀胱尿道功能等检查。

二、适应证

1. 尿潴留、充溢性尿失禁患者。

2. 获得未受污染的尿标本。

3. 尿流动力学检查，测定膀胱容量、压力、残余尿量。

4. 危重患者监测尿量。

5. 行膀胱检查（膀胱造影、膀胱内压测量图）。

6. 膀胱内灌注药物进行治疗。

7. 腹部及盆腔器官手术前准备。

8. 膀胱、尿道手术或损伤患者。

三、禁忌证

1. 急性下尿路感染。

2. 尿道狭窄及先天性畸形无法留置导尿管者。

3. 相对禁忌证为严重的全身出血性疾病及女性月经期。

四、操作前准备

1．物品准备

（1）一次性无菌导尿包：无菌导尿用物包，包括初步消毒和导尿用物。

（2）快速手消毒液。

（3）一次性垫巾（或小橡胶单及中单）。

2．操作者准备

（1）着装整洁，洗手，戴帽子、口罩。

（2）核对患者信息。

（3）评估患者病情、临床诊断、导尿目的；了解患者的意识、生命体征、心理状态等；判断患者的合作、理解程度。

（4）评估外阴部皮肤、黏膜情况。

（5）评估尿潴留患者膀胱充盈度。

（6）检查无菌导尿包在有效期内，密封性良好；快速手消毒液在有效期内。

3．患者准备

（1）患者及其家属了解导尿的目的、意义、操作过程，配合要点及注意事项；操作者交代导尿术可能存在的风险及并发症，患者及其家属知情同意。

（2）清洗外阴：嘱患者自己清洗干净；如不能自理，操作者协助患者进行外阴清洁。

4．环境准备

（1）环境清洁、安静，光线充足。

（2）关好门窗，调节室温。

（3）请现场无关人员离开病室。

（4）用屏风／围帘遮挡患者。

五、操作步骤

导尿操作过程基本分为清洁、消毒、铺巾、插导尿管、连接集尿袋五步。男、女导尿操作中的查对制度和无菌操作要求是相同的，但是由于解剖结构不同，操作过程有差异，下面分别叙述。

（一）男性导尿术

1．携用物至患者床旁。

2．核对、解释　再次核对患者姓名及床号，并再次向患者解释和交代。

3．操作者站在患者右侧，松开床尾盖被，协助患者脱去对侧裤子，盖在近侧腿部，对侧腿用盖被遮盖。

4．准备体位　患者取屈膝仰卧位，两腿充分外展外旋，暴露局部区域。如患者因病情不能配合时，可协助患者维持适当的姿势。

5．铺垫巾于患者臀下。

6．消毒双手。

7．初步消毒外阴区　在治疗车上打开无菌导尿包的外包装，并将外包装袋置于床尾。取出初步消毒用物，弯盘（内放镊子及碘伏棉球）置于患者两腿间。操作者左手戴手套，右手持镊子夹取碘伏棉球，依次消毒阴阜、大腿内侧上 1/3、阴茎、阴囊。左手提起阴茎将包皮向后推，暴露尿道口，自尿道口向外向后旋转擦拭尿道口、龟头至冠状沟。污棉球、镊子置外包装袋内。消毒完毕，将弯盘移至床尾，脱下手套置外包装袋内。

8．再次消毒双手。

9．将导尿包放在患者两腿之间，按无菌操作原则打开治疗巾。戴好无菌手套后，取出孔巾，铺在患者的外阴处并暴露阴茎。

10．按操作顺序整理用物，取出导尿管并向气囊注水后抽空，检查是否渗漏。润滑导尿管。根据需要连接导尿管和集尿袋的引流管，将消毒液棉球置于弯盘内。

11．再次消毒　左手用纱布包住阴茎，将包皮向后推，暴露尿道口。右手持镊子夹消毒液棉球，再次消毒尿道口、龟头及冠状沟数次，最后一个棉球在尿道口加强消毒。

12．导尿　根据导尿的目的完成导尿操作。

（1）一次性导尿：左手继续用无菌纱布固定阴茎并向上提起，与腹壁的角度为90°，将弯盘置于孔巾口旁，嘱患者张口呼吸。用另一把镊子夹持导尿管，对准尿道口轻轻插入 20～22cm，见尿液流出后再插入 2～3cm。松开左手下移固定导尿管，将尿液引流到集尿袋内至合适量。如需做尿培养，弃去前段尿液，用无菌标本瓶接取中段尿液 5ml，盖好瓶盖，放置稳妥处（操作结束后尿标本贴标签送检）。导尿完毕，轻轻拔出导尿管，撤下孔巾，擦净外阴。

（2）留置导尿：左手继续用无菌纱布固定阴茎并向上提起，与腹壁的夹角为90°，将弯盘置于孔巾口旁，嘱患者张口呼吸。用另一把镊子夹持导尿管，对准尿道口轻轻插入 20～22cm，见尿液流出后再插入 5～7cm（基本插到导尿管分叉处），将尿液引流至集尿袋内。夹闭导尿管，连接注射器，根据导尿管上注明的气囊容积向气囊注入等量的无菌溶液，轻拉导尿管有阻力感，即证明导尿管固定于膀胱内。导尿成功后将包皮复位，撤下孔巾，擦净外阴。集尿袋固定于床旁，安置妥当后放开夹闭的导尿管，保持引流通畅。

13．整理用物　撤下一次性垫巾，脱去手套。导尿用物按医疗废弃物分类处理。

14．安置患者　协助患者穿好裤子，安置舒适体位并告知患者操作完毕。

15．消毒双手。

16．观察并记录　询问患者感觉。观察患者反应及排尿等情况，并记录导尿时间、尿量、尿液颜色及性质等情况。

（二）女性导尿术

1．携用物至患者床旁。

2．核对、解释　再次核对患者姓名及床号，并再次向患者解释和交代。

3．操作者站在患者右侧，松开床尾盖被，协助患者脱去对侧裤子，盖在近侧腿部，对侧腿用盖被遮盖。

4．准备体位　患者取仰卧屈膝位，两腿充分外展外旋，暴露局部区域。如患者因病情不能配合时，可协助患者维持适当的姿势。

5．铺垫巾于患者臀下。

6．消毒双手。

7．初步消毒外阴区　打开无菌导尿包的外包装，并将外包装袋置于床尾。取出初步消毒用物，弯盘（内放镊子及碘伏棉球）置于患者两腿间。操作者左手戴手套，右手持镊子夹取碘伏棉球，依次消毒阴阜、大腿内侧上 1/3、大阴唇。左手分开阴唇，消毒小阴唇、尿道口至会阴部。污棉球、纱布、镊子置外包装袋内。消毒完毕，将弯盘移至床尾，脱下手套置外包装袋内。

8．再次消毒双手。

9．将导尿包放在患者两腿之间，按无菌操作原则打开治疗巾。戴好无菌手套后，取出孔巾，铺在患者的外阴处并暴露会阴部。

10．按操作顺序整理用物，取出导尿管并向气囊注水后抽空，检查是否渗漏。润滑导尿管。根据需要连接导尿管和集尿袋的引流管，将消毒液棉球置于弯盘内。

11．再次消毒　左手用纱布分开并固定小阴唇，暴露尿道口。右手持镊子夹消毒液棉球，再次消毒尿道口、两侧小阴唇，最后一个棉球在尿道口加强消毒。

12．导尿　根据导尿的目的完成导尿操作。

（1）一次性导尿：左手继续用无菌纱布分开并固定小阴唇，将弯盘置于孔巾口旁，嘱患者张口呼吸。用另一把镊子夹持导尿管，对准尿道口轻轻插入 4～6cm，见尿液流出后再插入 2～3cm。松开左手下移固定导尿管，将尿液引流到集尿袋内至合适量。如需做尿培养，弃去前段尿液，用无菌标本瓶接取中段尿液 5ml，盖好瓶盖，放置稳妥处（操作结束后尿标本贴标签送检）。导尿完毕，轻轻拔出导尿管，撤下孔巾，擦净外阴。

（2）留置导尿：左手继续用无菌纱布分开并固定小阴唇，将弯盘置于孔巾口旁，嘱患者张口呼吸。用另一把镊子夹持导尿管，对准尿道口轻轻插入 4～6cm，见尿液流出后再插入 5～7cm，将尿液引流至集尿袋内。夹闭导尿管，连接注射器，根据导尿管上注明的气囊容积向气囊注入等量的无菌生理盐水，轻拉导尿管有阻力感，即证明导尿管固定于膀胱内。导尿成功后，撤下孔巾，擦净外阴。集尿袋固定床旁，安置妥当后放开夹闭的导尿管，保持引流通畅。

13. 整理用物　撤下一次性垫巾，脱去手套。导尿用物按医疗废弃物分类处理。

14. 安置患者　协助患者穿好裤子，安置舒适体位并告知患者操作完毕。整理床单位，保持病室整洁。

15. 消毒双手。

16. 观察并记录　询问患者感觉，观察患者反应及排尿等情况，记录导尿时间、尿量、尿液颜色及性质等情况。

（李承勇）

第二节　尿道扩张

一、适应证

1. 探查尿道有无狭窄或确定狭窄的程度和部位。

2. 治疗尿道狭窄（外伤性尿道狭窄、炎症性尿道狭窄、医源性尿道狭窄、先天性尿道狭窄），尤其狭窄段较短、较局限者。

3. 探查膀胱结石和后尿道结石。

二、禁忌证

1. 尿道狭窄伴急性炎症。

2. 急性前列腺炎伴急性尿潴留。

3. 不明原因的尿道严重出血。

4. 多发或长段尿道狭窄。

5. 严重的膀胱颈挛缩。

6. 女性月经期。

三、操作方法

1. 扩张前令患者排尿，观察尿线粗细、有无分叉、射程远近及尿程长短。

2. 用碘伏消毒尿道及外阴部，男性患者依次由尿道外口、龟头、阴茎体到冠状沟，女性患者依次由尿道口、前庭、大小阴唇、阴阜到股内侧。铺无菌孔巾，尿道内注入奥布卡因凝胶表面麻醉。

3．术者左手中指和无名指夹持阴茎冠状沟部，并将阴茎向斜上方提起，拇指和示指把尿道外口分开。右手持尿道探子的柄端。轻缓地将涂有液状石蜡的探子插入尿道。沿尿道背侧轻轻插入，借助探杆本身的重量和弯曲度缓缓推进。为使探杆前端通过尿道球、膜部，应逐渐将其送至与体轴成垂直的位置，逐渐将探杆向下轻压，探杆就顺着后尿道向膀胱内推进。进入膀胱后探杆能左右转动。留置探杆15～20分钟，然后退出，其方法与放入顺序相反。

四、注意事项

1．尿道扩张时切忌暴力将尿道损伤，尿道探子达到膜部时有阻力感，嘱患者张口呼吸，勿紧张，放松尿道括约肌，慢慢通过膜部即入膀胱。

2．尿道扩张开始时使用的尿道探子不宜过细，结合尿线粗细，应先从大号开始，依次减小，直到合适的号数为止，再逐渐增粗，每次调增2号码。否则易产生出血及假道。

（李承勇）

第三节　尿动力学检查

尿动力学主要依据流体力学和电生理学的基本原理和方法，检测尿路各部压力、流率及生物电活动，从而了解尿路排送尿液的功能及机制，以及排尿功能障碍性疾病的病理生理学变化。根据解剖部位。尿动力学分为上尿路尿动力学和下尿路尿动力学两个部分。

一、上尿路尿动力学的基本概念

肾脏形成的尿液排入肾盂，由肾盂再经输尿管进入膀胱。肾盂及输尿管各段在同一时间内的压力及尿液的流率并不是相等的，同一部位有时收缩，有时舒张，有时压力升高，有时压力下降，形成的瞬间不平衡正是推动及吸吮尿液向下排送的动力。但从整体而论，肾脏形成的尿液量，与肾盂经肾盂输尿管交接部进入输尿管之尿量是相等的；尿液由输尿管再经膀胱输尿管交接部进入膀胱的量也是相等的，从而形成了一个相对的动态平衡。一旦其间任何一个部位或总体失去了这种动态平衡，即将呈现出失调，出现病理性变化。要维持这种动态平衡，有三个基本要素包括单位时间产生和排出的尿量、通过某一流率时所需的压力、通过某一流率时的压力下所发生的阻力。这三种要素根据流体力学的原理又是互相制恒的，上尿路尿动力学就是根据这三种要素的互相关系来研究上尿路生理性平衡及病理性失调，从中找出其动态规律，再用这种规律来指导临床。

二、下尿路尿动力学基本概念

膀胱及尿道的功能主要是储尿功能、排尿功能及生殖（男性）功能。排尿运动包括储尿及排尿两个阶段，分别称为储尿期及排尿期。

储尿期尿道呈关闭状态，尿道阻力增加，膀胱呈松弛状态，膀胱内的压力甚低，尿道的阻力大于膀胱内压力，尿液得以储存于膀胱之内。该期之膀胱尿道压力，可用流体静压力的方法来测定，了解储尿期的功能。排尿期则正好相反，尿道舒张、松弛、阻力下降，膀胱收缩，压力上升，膀胱内的压力大于尿道的阻力，两者之差值达到零或负值时，膀胱内之尿液即由静态变为动态，经尿道排出体外，此时即可用动态流体力学的基本原理测试膀胱内之压力、尿道内之阻力及尿液排出尿道时的流率，了解排尿期功能。正常的排尿运动，有赖膀胱及尿道这两个器官的功能正常和相互协调。

三、排尿期机械力学基础

正常排尿期的基本力学特征：①逼尿肌持续有力的收缩，膀胱内压迅速上升；②尿道横纹肌、膀胱颈和尿道平滑肌松弛，尿道压下降；③在整个排尿期内膀胱内压力始终大于尿道阻力。上述特征保证了尿线较粗且有力和膀胱完全排空两个基本生理要求。

四、储尿期机械力学基础

正常储尿期的基本力学特征：①膀胱受容性舒张，膀胱内压始终 $\leqslant 15cmH_2O$；②无逼尿肌收缩；③尿道平滑肌及尿道横纹肌呈持续性收缩，尿道内压始终大于膀胱压；④腹压增加，如咳嗽或做用力动作使膀胱压升高时，尿道压也同步升高。上述特征保证了储尿期膀胱能低压储尿和无尿失禁两个基本生理要求。

在一个完整的排尿周期中，正常膀胱压力与容量的关系可分为两个时期、五个阶段。两个时期即储尿期及排尿期。五个阶段即储尿期的 S1 及 S2 两个阶段和排尿期的 M1、M2 及 M3 三个阶段。在 S1 阶段，压力与容量按正比关系发展；在 S2 阶段，膀胱容量虽然不断增加，但压力无明显升高或仅有轻微的升高。当到达 M1 阶段时，即进入排尿期，此期中逼尿肌收缩使压力急剧上升；当尿道开放有尿液排出时，即进入 M2 阶段，此时因维持尿道开放状态所需的膀胱压力小于开放所需的压力，因此膀胱压力不再继续上升，相反还可有所下降。在近膀胱排空时逼尿肌常有短暂的加力收缩，以排空膀胱，形成 M3 阶段。在储尿期中无逼尿肌收缩，在排尿期中逼尿肌应有力地收缩。

1. 膀胱压零点 根据 ICS 的定义，以耻骨联合上缘平面的压力为膀胱压的零点。

我们认为以膀胱底平面作为零点则更加合理。膀胱底平面大致与尿道近端的平面相近。因此，我们对女性以尿道外口平面作为零，对男性以球部尿道平面作为零点。

2．膀胱压、腹压及逼尿肌压的相互关系　膀胱压是在膀胱内测得的压力，它是由两种压力成分组成，一种是膀胱周围的组织对膀胱产生的压力，即腹压以直肠压代表；另一种是逼尿肌张力和收缩所产生的压力，即逼尿肌压。膀胱压为逼尿肌压与腹压之和；逼尿肌压为膀胱内压与腹压之差。若腹压为零，则膀胱压即等于逼尿肌压。

3．膀胱空虚静止压　当膀胱内的容量为零时的逼尿肌压，称空虚静止压。正常应 $< 10cmH_2O$。据测定，大多数在 $6cmH_2O$ 左右。

4．初始尿意容量　即开始有尿意感时的膀胱容量，它代表膀胱的本体感觉。这个参数主观因素较，变异较大。正常时为 150ml。

5．最大膀胱容量　出现强烈尿意感时的膀胱容量，称最大膀胱容量。其大小变异很大，国内男性平均为（488.5±83.4)ml，女性平均为（440.7±117.4)ml。

6．充盈静止压。

7．当膀胱充盈达到最大尿意容量，并在逼尿肌收缩前的逼尿肌压称充盈静止压。正常充盈静止压与空虚静止压的差值应 $< 15cmH_2O$。

8．残余尿　排尿后残存在膀胱内的尿量，称为残余尿。正常为 5ml 以下。可用导尿法、B 超及放射线等方法测定。

9．有效膀胱容量　最大膀胱容量与残余尿之差值，称有效膀胱容量。它代表膀胱在储尿期储存尿液的有效能力。

（李承勇）

第四节　前列腺穿刺活检

前列腺穿刺活检是诊断前列腺癌最可靠的检查。由于前列腺穿刺可导致出血可能影响影像学评价临床分期，因此前列腺穿刺活检应在 MRI 检查之后进行。

一、适应证及禁忌证

1．前列腺穿刺适应证

（1）直肠指检发现前列腺可疑结节，任何 PSA 值。

（2）TRUS 或 MRI 发现可疑病灶，任何 PSA 值。

（3）PSA > 10ng/ml，任何 ft PSA 和 PSAD 值。

（4）PSA 4 ～ 10ng/ml，异常 ft PSA 值和（或）PSAD 值。

注：PSA 4～10ng/ml，如 ft PSA、PSAD 值、影像学正常，应严密随访。

2．重复穿刺 第一次前列腺穿刺结果为阴性，但 DRE、复查 PSA 或其他衍生物水平提示可疑前列腺癌时，可考虑再次行前列腺穿刺。重复穿刺指征为：①第一次穿刺病理发现不典型小腺泡增生（ASAP）或高级别上皮内瘤变（HGPIN），尤其是多针穿刺结果如上时；②复查 PSA＞10ng/ml；③复查 PSA 4～10ng/ml，ft PSA 或 PSAD 值异常或直肠指检或影像学异常；④复查 PSA 4～10ng/ml，复查 f/t PSA、PSAD、直肠指检、影像学均正常，则严密随访，每 3 个月复查 PSA。如 PSA 连续 2 次＞10ng/ml 或 PSAV＞0.75（ml·年），应重复穿刺。

重复穿刺的时机：2 次穿刺间隔时间尚不确定，推荐 3 个月或更长时间。

重复穿刺前除常规检查外，建议 mpMRI 检查，并进行基于 mpMRI 的靶向穿刺，能够提高穿刺阳性率，尤其是具有临床意义前列腺癌的检出率。

3．前列腺穿刺活检禁忌证

（1）处于急性感染期、发热期。

（2）有高血压危象。

（3）处于心脏功能不全失代偿期。

（4）有严重出血倾向的疾病。

（5）高血压、糖尿病等并发症控制不良。

（6）合并严重的内、外痔，肛周或直肠病变者不宜经直肠途径穿刺。

超声引导下经直肠穿刺活检，优点：操作简单、手术时间短、临床应用广、可无需局部麻醉。缺点：感染并发症发生率高，对于前列腺前、尖部肿瘤检出率低，需要预防性口服抗生素并进行肠道准备。

二、器具和术前准备

器具包括 18G 组织活检针和匹配的穿刺枪，经直肠超声腔内探头，穿刺架和探头硅胶套。

穿刺前停用抗凝药物、活血药，穿刺前 1 天晚上和当天早上行灌肠各 1 次，遵医嘱服用或注射抗生素。

三、操作方法

患者采取左侧卧位、截石位，采取多点穿刺。传统 6 点穿刺部位包括双侧底、中、尖，PCa 检出率约 72％。8 点穿刺部位为传统 6 点加两侧叶外侧中部或底部 2 点，PCa 检出率约 89％。10 点、11 点穿刺有多种组合，检出率可增加 20％。12 点穿刺部位为双侧底、中、尖的内、外侧各 1 针，共 12 针。为了提高穿刺检出率，还有 13 点、14 点及 18 点等穿刺方法。目前对穿刺点数多少为最佳,尚无明确标准,一般应不超过 18 点。增加穿刺点数可提高阳性率和临床病理分级分期信息,但也增加患者痛苦及并发症。

前列腺穿刺是一种有创的检查方法,感染是经直肠途径穿刺最严重的并发症,其发生率为 1%～17.5%,可表现为发热和脓毒血症,甚至可能导致死亡。其他常见并发症包括直肠出血、血尿、血精及迷走神经反射等。

前列腺穿刺并发症预防处理:经直肠穿刺活检前常规应用抗生素预防感染,喹诺酮类药物是首选,经会阴穿刺前可不需要预防性应用抗生素。穿刺前后可考虑应用 α - 受体阻滞剂预防急性尿潴留的发生。术后可以恢复正常活动,但禁止重体力活动。术后继续停用抗凝药物及活血药物 2 天。

(李承勇)

第二篇　典型病例

第五章　泌尿及男性生殖系统先天性畸形

病例 1　尿道下裂

一、病例摘要

患者:男，11 岁。家长因"患儿包皮过长"就诊，无尿频、尿痛、排尿困难症状。既往体健。

体格检查：体温 36.4℃，脉搏 88 次 / 分，呼吸 20 次 / 分，血压 113/79mmHg。心肺未见异常，腹软，无压痛及反跳痛。

专科检查:阴茎下屈畸形，下屈约 10°，尿道外口位于阴茎腹侧冠状沟下约 0.5cm 处，包皮于阴茎背侧呈帽状堆积，系带处缺失，排尿时向前下喷洒，尚可呈线。阴囊发育正常，双侧睾丸未及明显异常。

二、入院诊断

尿道下裂（冠状沟型）。

三、鉴别诊断

1. 男性假两性畸形　内外生殖器发育异常。男性会阴型尿道下裂实则为男性假两性畸形。主要由于睾丸在胚胎时期发育不全，导致外阴存在不同程度女性特征。

2. 女性假两性畸形　由于女性激素分泌异常，雄性激素分泌增加，导致女性外阴向男性发育，外阴检查可显示阴蒂增大如同尿道下裂的阴茎。

3. 真性两性畸形　有睾丸又有卵巢，男女性别的生殖道可同时存在。外观很像尿道下裂合并隐睾。最后诊断为真性两性畸形。

四、治疗经过

治疗经过：积极完善术前相关检查，行尿道下裂前尿道重建术。

手术经过：距冠状沟 0.5cm 处环形切开包皮至白膜，沿白膜向下游离致阴茎根部，测量尿道口位于阴茎腹侧距阴茎头正常开口处约 4cm。于背侧包皮内外板交界处切开约 10.5cm×5cm 长条形皮肤，沿皮下组织分离，成一条带蒂皮瓣，修剪尿道外口，将带蒂皮瓣转至腹侧，从尿道口置入 F10 硅胶管，皮瓣包绕硅胶管缝合，并与尿道口吻合。然后纵行剖开龟头，皮管远端与龟头切开处缝合，将皮管与白膜固定。背侧包皮沿中线纵行剪开约 3cm，与冠状沟包皮缝合，修剪多余皮肤，覆盖尿道并缝合。阴茎加压包扎，术毕。术后予以抗生素治疗 1 周，患者 1 个月后拔除硅胶尿管，尿道外口愈合好，排尿向前呈直线，阴茎无明显下屈。

五、病例分析

尿道下裂是因为前尿道发育不全，导致尿道外口非正常位置的一种阴茎畸形，发病率为 0.2%～0.44%。根据尿道口位置可分四型，其中以阴茎头、冠状沟型最为常见，约占 50%。

典型的解剖学特征有三点：①异位尿道口；②阴茎下屈畸形，轻度＜15°，中度 15°～35°，重度＞35°；③包皮的异常分布，系带缺如，背侧呈头巾状堆积。可有阴囊分裂、阴茎阴囊转位、小阴茎、重复尿道等伴发畸形。重度尿道下裂合并隐睾、阴茎阴囊转位的，需通过染色体与性激素鉴定，并行直肠指诊、超声、CT 等检查，以排除两性畸形。

手术矫正是治疗尿道下裂的唯一有效的办法，手术时间一般建议在出生后 6 个月，以减少患儿心理发育的不良影响。对于阴茎发育较差的，术前可应用绒毛膜促性腺激素，促进阴茎发育，使得尿道口相对前移，减轻严重程度。尿道下裂手术方式有200多种，但无一能适用于所有患者。

手术治愈标准：①阴茎下屈矫正，接近正常；②尿道口位于龟头正位；③可站立排尿，无排尿困难，成年后可进行正常性生活。

六、病例点评

该患者手术方式采用带蒂的阴茎皮瓣来重建尿道，但对于包皮欠缺的，需取自体的舌黏膜或口腔黏膜来重建尿道。术中尽量避免成形尿道缝合处与皮肤缝合处位于同一平面，应在尿道与皮肤之间取带蒂的血运较好的筋膜予以低张力覆盖，达到"防水层"

效果，从而减少尿瘘发生。建议术中留置带凹槽或侧孔的硅胶尿管，可在术后冲洗尿道以利于尿道分泌物排出，以减少感染的概率。术后需注意减少阴茎勃起，避免张力过高导致的出血、撕裂、发生尿瘘。

重度尿道下裂，常需要分期手术治疗，先矫正下屈畸形，后重建尿道。手术常有修复失败风险，多由于阴茎腹侧包皮成形尿道瘢痕挛缩导致，可有尿瘘、尿道狭窄的可能。

目前对于复杂性尿道下裂修复失败后再次手术的治疗效果仍难以达到满意效果。

（裴 亮）

病例2 隐 睾

一、病例摘要

患儿：男性，2岁，主因"发现右侧阴囊空虚半年"入院。患儿于6个月前被父母发现右侧阴囊空虚，无发热、腹痛、腹泻、恶心、呕吐等，局部无红、肿、热、痛等症状，哭闹、咳嗽时未见右侧腹股沟区肿物，遂就诊我院，诊断为"右侧隐睾"，给予内分泌治疗（绒毛膜促性腺激素疗法）效果差，患儿为求进一步手术治疗再次就诊我院，以"右侧隐睾"收住我科。患儿入院以来精神食欲可，无明显消瘦，大、小便正常，夜间睡眠好。

既往史：患儿胎龄35周，无其他特殊疾病病史，无家族遗传病史。

体格检查：右侧腹股沟区可触及大小约0.8cm肿物，质中，表面光滑，边界清楚，局部无红、肿、热、痛等，以手沿腹股沟向下推送时，未见睾丸被推入阴囊。右侧阴囊空虚，左侧睾丸及附睾未见明显异常。

辅助检查：阴囊彩超检查示：右侧阴囊空虚，腹股沟区可探及一椭圆形均匀低回声区，大小约0.6cm×0.8cm。左侧睾丸及附睾未见明显异常。血常规、凝血试验、肝肾功能、血电解质均正常，胸片及心电图正常。

二、入院诊断

右侧隐睾。

三、鉴别诊断

1. 单侧睾丸缺如 较为少见，在男性中约占1/5000，因性腺未发育或在妊娠早期胎儿睾丸发生扭转，血管栓塞而退化。如在手术探查中可找到附睾、输精管及精索封闭呈盲端，不见睾丸。

2. 睾丸回缩　阴囊发育良好，以手沿腹股沟向下推送时，睾丸可被轻轻推入阴囊。亦可由于提睾肌反射或寒冷刺激，睾丸可回缩至腹股沟，阴囊内扪不到睾丸，但待腹部温暖，睾丸可复出。

3. 腹股沟淋巴结　常与位于腹股沟部的隐睾相似，但淋巴结为豆形，质地较硬，大小不一，且数量较多，不活动，阴囊内睾丸存在。

四、治疗过程

全麻下行右侧睾丸松解固定术。

五、病例分析

隐睾是指一侧或双侧睾丸停在下降路径中的任何一个部位，如后腹膜、腹股沟管或阴囊内高处而未能进入阴囊，也可称为睾丸未降。发生原因可能是胚胎期母体的内分泌不足，这类大多表现为双侧隐睾；也可能是机械因素使睾丸在下降过程中在某处受阻，两者比例约1：4。早产儿中其发生率明显增高，最常见的位置是位于腹股沟管外环口附近，多数在出生后3～6个月自行下降到阴囊。若1岁以后睾丸仍未下降，可短期应用内分泌治疗，超过2岁未下降，应采用睾丸固定术将其拉下。隐睾的主要并发症是不育和癌变，即使手术，恶变风险仍是正常人的20～40倍。因此，长期随访和监测睾丸发育及其功能是非常必要的。

六、病例点评

本病为单侧隐睾，隐睾是常见的男性生殖器官先天性畸形。隐睾在诊治过程包括以下环节：①了解患者的年龄、生育史；②进行全面的体检和男性生殖系统的重点检查；③对隐睾进行检查和相关检验，明确诊断；④掌握内分泌治疗和手术治疗指征，确定治疗方案；⑤术后睾丸功能的随访及定期复查。

（郭　超）

病例3　隐匿阴茎

一、病例摘要

患者：男性，10岁，主因"发现阴茎短小1年"就诊于我科。1年前父母发现孩子阴茎较同龄人短小，无红肿、疼痛不适、排尿困难。

无既往病史。未到过疫区，无有害及放射物接触史。父母体健，无家族遗传病。

体格检查：心、肺（-），腹软无压痛，肾区无叩痛。视诊可见阴茎短小。触之阴茎皮肤空虚，仅可触及小部分阴茎，无触痛，包皮可以下翻显露阴茎头，触之阴茎大小发育正常。双侧阴囊发育正常，双侧睾丸及附睾未触及异常。

辅助检查：胸部 X 线片：未见异常。心电图结果正常。泌尿系超声示：双肾、输尿管、膀胱未见异常。

二、入院诊断
隐匿阴茎。

三、鉴别诊断
1. 性发育不良　男性在青春期或青春期后，阴茎短小、睾丸小，甚至停留在幼儿时代，生殖器官发育迹象不明显。查体：体型肥胖，声音尖细，没有喉结、胡须及体毛不明显或稀疏，有的乳房有发育。其中主要的是性腺睾丸的发育迟缓，睾丸容积小。

2. 小阴茎　表现为阴茎短小，长度小于正常阴茎平均长度 20.5 个标准差以上，与年龄不符，但外观正常，其长度与直径比值正常。体格检查无阴囊和睾丸畸形，肛门指诊检查时可能发现前列腺较小。

四、治疗经过
入院后完善相关检查，在全麻下行隐匿阴茎矫形术。

五、病例分析
隐匿阴茎是指具有正常海绵体直径的阴茎，由于阴茎体皮肤缺乏，导致阴茎显露长度短于正常人，表现为阴茎外观短小，阴茎皮肤触之空虚。严重的隐匿阴茎会造成排尿困难、感染、勃起疼痛，并会导致患者的心理障碍。

隐匿阴茎病因未明，一般认为原因有 3 种：①阴茎肉膜发育不良，形成无弹性的纤维条索，致使阴茎体的伸缩受到了限制；②阴茎肉膜异常附着于阴茎海绵体，使阴茎皮肤束缚在腹壁上，使阴茎外观显露异常；③过度肥胖，导致会阴部大量脂肪掩埋了阴茎。

依据病因，手术方式常选用 Devine 术式。有研究表明，Devine 术式较适合轻、中度隐匿阴茎患者（包皮缺损 70% 以下）。该手术将阴茎体皮肤彻底脱套至阴茎根部后，清除耻骨上多余的脂肪组织，切除腹侧发育不良纤维索带，后尽量深的将阴茎白膜固定至肉膜上，防止回缩。该术式针对隐匿阴茎的病因进行矫治，治疗效果良好，但切口过小，阴茎无法充分脱套松解。

Sugita 术式于背侧包皮正中纵向切开包皮内板，转向腹侧覆盖皮肤缺损，其余缝合固定步骤同 Devine 术式。Brisson 术式是在阴茎体上彻底离断包皮组织肉膜与阴茎体白膜之间的纤维索带，阴茎体皮肤完全脱套后，切断部分阴茎悬韧带，并在阴茎根部将海绵体白膜与皮肤进行垂直褥式缝合。该术式可以延长阴茎体并将其固定，使得阴茎皮肤更贴近阴茎体。与 Devine 术式手术方式相比，该术式较彻底地解决了隐匿阴茎的肉膜牵拉问题。

隐匿阴茎病因不明确，不同的患者根据病变情况可选用不同的手术方式，没有统一的治疗方式，部分患者可以通过减肥、阴茎的发育而自愈。故而对该病的手术方式、方法及治疗效果还需进一步研究、改进、完善，并加强随访。

六、病例点评

该患者为儿童，发现阴茎短小 1 年。查体：视诊可见阴茎短小，触之阴茎皮肤空虚，仅可触及小部分阴茎，无触痛，包皮可以下翻显露阴茎头，触之阴茎大小发育正常。根据病史及查体基本上可以诊断隐匿阴茎。患儿宜尽早进行手术矫正，年龄选择在 5～7 岁，以减少包皮龟头炎及影响阴茎发育。

该患者 10 岁，阴茎大小发育正常，但大部分埋藏于耻骨上脂肪垫，影响患儿的身心健康，有明确的手术适应证。手术方式使用常规阴茎矫形术（Devine 术），此术式纵切缩窄的包皮环，并在狭窄环处向两侧环切，沿 Buck 筋膜将阴茎皮肤脱套至阴茎根部，同时切除纤维化的阴茎肉膜组织，并使阴茎皮肤与白膜固定，手术顺利，针对病因治疗，效果较好。

（郝志轩）

病例 4　包　茎

一、病例摘要

患儿：男，12 岁，发现包皮口狭小，不能上翻露出阴茎 2 周。患者于 2 周前因"包皮龟头炎"就诊我院，体检发现患者包皮口狭小，不能上翻露出阴茎，诊断为"包茎、包皮龟头炎"。给予抗感染治疗后治愈，患者为求进一步诊治再次就诊我院，以"包茎"收住我科。患者入院以来精神食欲可，大、小便正常，夜间睡眠好。

既往体健，无其他特殊疾病病史，无家族遗传病史。

体格检查：患者阴茎大小如常，包皮口狭小，不能上翻露出阴茎，在其上缘可见到狭窄环，双侧睾丸及附睾未见明显异常。

辅助检查：血常规、凝血试验、肝肾功能、血电解质均正常，胸片及心电图正常，泌尿系彩超及腹部彩超正常。

二、入院诊断
包茎。

三、鉴别诊断
1. 包皮过长　包茎指包皮不能翻动，包皮口狭小，包皮过长则可用手把包皮翻开，让龟头露出来。
2. 隐匿阴茎　患儿肥胖，包皮呈鸟嘴状，阴茎皮肤不附着于阴茎体，阴茎挤压试验阳性。

四、治疗经过
局麻下行包皮环切术。

五、病例分析
包茎分为先天性包茎和后天性包茎。包皮内板与阴茎头表面轻度的上皮粘连被吸收，包皮退缩，阴茎头外露。若粘连未被吸收，就形成了先天性包茎。后天性包茎多继发于阴茎头包皮炎症，使包皮形成瘢痕性挛缩。若包茎严重，可引起排尿困难甚至尿潴留。包皮垢积累时，可有阴茎头刺痒感。长期慢性刺激，可诱发感染与癌变，白斑病及结石。

六、病例点评
包茎是常见的泌尿外科疾病。近年来，包皮环切术式也有了很大的改进，如袖套式包皮环切术，损伤更小，恢复更快，更易为患者接受。一般主张在3岁以后进行。①未实施包皮环切手术时，护理上应注意阴茎局部的清洁卫生，经常洗涤，如包皮不能翻起，不要强行翻转。如能翻起清洗，洗毕要将包皮恢复到原来位置，以免造成嵌顿性包茎；②如实施包皮环切手术，手术前3日要用温水清洗阴茎部。手术后除了注意上述用药，防止阴茎勃起出血发炎外，还应注意包扎敷料的干燥，万一被尿液浸湿应及时更换，一般术后5～7日拆线。

（郭　超）

病例 5　输尿管口囊肿

一、病例摘要

患者：女性，32 岁。体检发现右肾积水 1 年，无腰部胀痛、尿频、尿急、脓尿、排尿困难、血尿等不适，未予治疗。1 周前复查泌尿系彩超示右肾结石、右肾轻度积水、右侧输尿管全程扩张、右侧输尿管下段结石、右侧膀胱壁内段处囊肿。

既往体健，无相关疾病病史。已婚，生育 1 子 1 女，无家族遗传病史。

体格检查：双侧腰部曲线存在对称，左肾区压痛、叩击痛阴性，右肾区压痛、叩击痛弱阳性，双侧输尿管走行区压痛阴性，膀胱区未见局限性隆起，压痛阴性。外生殖器：未见明显异常。

辅助检查：①泌尿系彩超：右肾结石、右肾轻度积水、右侧输尿管全程扩张、右侧输尿管下段结石、右侧膀胱壁内段处囊肿；②静脉肾盂造影：右肾积水、右侧输尿管迂曲扩张，膀胱内可见蛇头样缺损；③膀胱镜检查：右输尿管口可见球形膨大突起肿物，节律性收缩充盈，喷尿，考虑输尿管口囊肿。

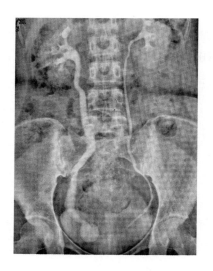

图 5-1　右输尿管口囊肿

二、入院诊断

1．右输尿管口囊肿。

2．右肾结石。

3．右肾积水。

4．右侧输尿管结石。

三、鉴别诊断

1. 膀胱肿瘤 临床表现为间歇无痛肉眼血尿，血尿为膀胱癌最常见的首发症状，85％的患者可出现反复发作的无痛性间歇性肉眼血尿。出血量可多可少，严重时带有血块。在膀胱癌发病的全过程100％或早或晚出现血尿。另外膀胱刺激症状及尿路梗阻症状也较多见。

2. 膀胱结石 主要症状是排尿中断，疼痛和血尿。其程度与结石部位、大小、活动与否及有无并发症及其程度等因素有关。

四、治疗经过

积极完善相关检查，明确诊断，排除手术禁忌，于全麻下行经尿道右输尿管口囊肿电切术，切开输尿管口囊肿，可见米粒大小黄色结石自输尿管口滑出，术后予以抗炎、补液、止痛、膀胱冲洗等对症及支持治疗。

五、病例分析

1. 概述 输尿管口囊肿又称输尿管膨出，是指膀胱内黏膜下输尿管末端的囊状扩张，膨出的外层为膀胱黏膜，中间为薄层肌肉层胶原组织，内层为输尿管黏膜。

2. 病因 目前尚不清楚，有以下几种学说：①Chwalle膜覆盖学说；②肌肉发育异常学说；③对膀胱膨出的发育刺激反应；④穿通失败学说；⑤Waldeyer鞘先天性发育不全。

3. 分型 输尿管口囊肿可分为单纯型和异位型两种：①单纯型：也称原位型输尿管膨出，占20％～40％。膨出一般较小，位于正常输尿管开口处。不阻塞膀胱颈部，不造成梗阻和排尿困难，常无症状。病程发展缓慢，常在出现并发症后检查发现；②异位型：占60％～80％，输尿管膨出常合并输尿管重复畸形，而80％可发生于重复肾的上肾，女性及小儿多见。异位型输尿管膨出一般较大而开口较小，多位于膀胱基底部近膀胱颈或后尿道内。女性的输尿管膨出甚至可脱出尿道，造成尿路梗阻。由于输尿管膨出对膀胱三角区结构的破坏，常并发下肾输尿管的反流。

输尿管囊肿存在梗阻、反流、尿失禁、肾功能改变等多方面影响，本病的诊断和处理对临床泌尿外科医师存在一定程度的挑战。

4. 诊断要点

（1）临床表现：①排尿困难：若囊肿位置异常或囊肿较大，常堵塞尿道内扣引起排尿阻力增加，女性患者出现囊肿膨出尿道口外嵌顿出血，诱发尿路感染；②尿路感染：患者常表现尿频、尿急、脓尿及反复感染；③血尿：合并结石可出现血尿；④上尿路梗阻症状：长期梗阻可导致肾积水及输尿管扩张，患者可有腰部胀痛症状。

（2）影像学检查：①超声检查：能明确肾积水和膀胱内囊状扩张的输尿管末端。②静脉尿路造影：观察有无肾盂输尿管重复畸形，有无肾积水及患者输尿管有无过度迂曲及扩张。膀胱内可见蛇头样或球形充盈缺损；③排尿膀胱尿道造影：可证实输尿管膨出大小、部位、是否存在 VUR，反流入同侧下肾较常见；④膀胱镜：对原位小囊肿，可见其全貌；大的囊肿可见大片有血管分布的囊壁，节律性收缩或充盈。

5. 治疗要点　根据输尿管囊肿的大小、有无合并其他泌尿系统畸形及相应肾功能制定个体化治疗方案。其治疗原则是解除梗阻、防止反流对肾脏的继发性损害，维持尿控，将手术并发症降至最低程度。保守治疗：成人的单纯性输尿管开口囊肿较小、无临床症状及并发症，一般不需治疗。手术治疗：手术干预的标准为：尿路感染的进展、上肾功能＞10%、下肾梗阻、VUR≥5级和膀胱出口梗阻。常见治疗方式为：①内镜治疗：输尿管口囊肿电切术；②经尿道切开或穿刺：暂时性解除输尿管膨出梗阻的微创治疗，可降低感染风险、改善肾积水，有利于肾功能恢复；③上半肾及输尿管切除术：适用于重复肾输尿管畸形合并上肾段输尿管膨出，已发生严重输尿管扩张，上肾部功能丧失；④保肾手术：如果输尿管膨出的肾脏（单系统）或上肾（重复肾）尚存功能，应采用保肾手术；⑤输尿管膀胱再植术：若输尿管囊肿切除后出现输尿管膀胱逆流，可考虑。

六、病例点评

输尿管口囊肿是指膀胱内黏膜下输尿管末端的囊状扩张，输尿管囊肿存在梗阻、反流、尿失禁、肾功能改变等多方面影响，本病的诊断和处理对临床泌尿外科医师存在一定程度的挑战。临床上诊断主要依靠：①临床表现：排尿困难、尿路感染、血尿、上尿路梗阻症状；②影像学检查：超声检查、静脉尿路造影、排尿膀胱尿道造影、膀胱镜。

根据输尿管囊肿的大小、有无合并其他泌尿系统畸形及相应肾功能制定个体化治疗方案。其治疗原则是解除梗阻、防止反流对肾脏的继发性损害，维持尿控，将手术并发症降至最低程度。

（郭　强）

病例 6　巨输尿管症

一、病例摘要

患者：男性，20 岁。患者 1 年前无明显诱因出现右侧腰憋困，明显腰痛、尿频、尿急、尿痛、血尿等不适，未予诊治，20 天前上述症状加重，伴乏力、恶心、呕吐等不适，行彩超示右肾积水（中－重度），静脉肾盂造影示右肾积水，右输尿管扩张。

既往体健，无相关疾病病史。

体格检查：体温 36.4℃，脉搏 88 次／分，呼吸 20 次／分，血压 113/79mmHg。心肺未见异常，腹软，无压痛及反跳痛。双侧腰部曲线对称，未见局限性隆起，未触及包块性肿物，右肾区叩击痛、压痛阳性，右肾区叩击痛、压痛阴性。

辅助检查：①泌尿系彩超：右肾积水（中－重度）；②静脉肾盂造影：右肾积水，右侧输尿管扩张。

二、入院诊断

右肾积水。

三、鉴别诊断

1. 单纯性肾囊肿　体积增大是可触及囊性肿块，尿路造影示肾盂肾盏受压、变形或移位。超声检查示：肾区有边缘光滑的圆形透明暗区，囊壁菲薄。

2. 肾周围囊肿　腰部可出现边界不清的囊性肿块，往往有外伤史，肿块活动度差，波动感不明显，超声检查显示肾周围出现边缘整齐的透明暗区。

·四、治疗经过

积极完善相关检查，行全麻下"右侧输尿管下段狭窄球囊扩张术＋输尿管支架管植入术"。

五、病例分析

1. 概述　先天性巨输尿管又称原发性巨输尿管或先天性输尿管末端功能性梗阻。一般指接近膀胱的一段输尿管异常扩大，邻近肾脏的一段输尿管基本正常。单侧多见，男性多于女性，如双侧同时患病则一侧常较另一侧重。

2. 病因　尚不明确，常见解释为：①近膀胱 0.5 ～ 4cm 节段的输尿管缺乏蠕动而不能使尿液以正常速度排入膀胱；②末端输尿管壁内纵肌缺乏，造成功能性梗阻；③末段输尿管肌层和神经均是正常的，当肌肉内存在异常的胶原纤维干扰了融合细胞层排列，阻碍了蠕动波传送而产生功能性梗阻。

3. 临床表现　①尿路感染；②腰部部疼痛；③腹部包块；④肾功能受损；⑤其他：如消化道症状——恶心、呕吐、食欲缺乏等，患儿常发育迟缓。

4. 典型影像学改变　①泌尿系超声：可显示患侧扩张的输尿管，同时可了解双肾有无积水；②静脉肾盂造影：可见病变扩张的巨输尿管，末端有扭曲，输尿管排空时间延长，肾积水情况；③磁共振水成像：可显示输尿管增粗扭曲的情况和肾积水，并可了解肾脏皮质的厚度。

5. 巨输尿管症的治疗要点　①保守治疗：症状不重，扩张较轻，无明显积水者，病变相对稳定；②输尿管膀胱再植术：若出现明显肾积水、反复尿路感染、血尿、腰痛等，可行外科手术治疗；③肾及输尿管全切除术：如严重的巨输尿管及其肾脏以受不可逆的破坏，而对侧肾功能良好。

六、病例点评

巨输尿管症的诊断和处理对临床泌尿外科医师存在一定程度的挑战，临床上诊断主要依靠临床表现和影像学检查，根据输尿管扩张程度、肾积水情况、肾功能是否受损，综合评估，选择相对最佳的治疗方案。

（郭　强）

病例 7　重复肾盂输尿管畸形—上半肾切除术

一、病例摘要

患者：女性，60 岁，汉族，已婚。主因"排尿困难，伴腰部困痛、反复发热 12 天"于 2012 年 8 月 2 日入院。患者于 2012 年 7 月 22 日晨起出现排尿困难，伴腰部困痛、发热，未测体温，不伴有尿频、尿急、尿痛、血尿，无腹痛、消瘦、纳差、恶心、呕吐等不适症状，自服抗生素（具体不详）后症状无明显缓解，遂就诊于当地诊所，考虑为"盆腔炎症"，行抗炎、对症治疗，排尿困难症状有所缓解，但体温仍反复升高，腰困症状无明显缓解。为求进一步诊治，于 2012 年 7 月 28 日转诊当地县医院，行 CT、彩超检查后诊断为左肾囊肿伴感染，行抗炎对症治疗 5 日，效果欠佳。为求彻底诊治，于 2012 年 8 月 2 日转诊于我院，诊断为"左肾囊肿伴感染，重复肾？"，收住入院治疗。患者自发病以来，精神、睡眠可，食欲较差，大便正常，体重无明显变化。

体格检查：双侧腰部曲线对称，双肾区未见明显隆起及凹陷，左肾区压痛（-）、叩痛（+），右肾区压痛及叩击痛（-），双侧输尿管走形区深压痛（-），膀胱区深压痛（-）。

血常规：白细胞 $230.40×10^9/L$，嗜中性粒细胞 $170.80×10^9/L$，嗜中性粒细胞百分比 750.90%。

尿常规：潜血（+-），白细胞（+++），镜检红细胞 0 个/μL，镜检白细胞 1048 个/μL。

肾脏 CT：左侧肾囊肿伴感染。

静脉肾盂造影：双肾功能好，左肾双肾盂双输尿管不完全重复畸形，左上部肾盂受压，显影不完全。

二、入院诊断

左重复肾盂输尿管畸形伴感染。

三、鉴别诊断

肾积脓：急性发作型除了有寒战高热、全身无力、呕吐等全身中毒症状外，还有明显的局部症状，如腰部疼痛和腰肌紧张；如为慢性病程型，则呈慢性感染中毒症状，如低热、盗汗、贫血、消瘦等，局部症状较轻。

四、治疗经过

全麻下行左侧重复肾部分肾切除术，手术过程：麻妥，右侧卧位，常规消毒铺单，取左侧第 11 肋间切口，长约 20cm 左右，逐层切开皮肤、皮下、腹外斜肌、肋间肌、腰背筋膜、腹内斜肌、腹横肌，显露腹膜后间隙，游离左输尿管上段，于近肾门处可见重复的输尿管，管径细，游离肾脏，于肾上腺处粘连明显，分离过程中可见黄白色的脓液流出，取脓液做细菌培养＋药敏，钝性＋锐性分离肾脏至肾门处，可见重复输尿管伴行的供应重复肾之血管，取重复肾与正常肾实质交界处，切除重复肾，创面止血，以 0 号薇乔线间断缝合创缘，以甲硝唑液冲洗创口，查无活动性出血，以耳脑胶喷涂创面，清点敷料器械无误，留置肾周引流管另戳口引出，逐层缝合切口各层，术毕。手术过程顺利，术中出血不多输浓红 4U，标本送病理，病人安返病房。

五、病例分析

重复肾盂输尿管畸形是泌尿外科常见的先天性发育异常的一种疾病，一般认为是由于在胚胎发育过程中中肾管发育异常所致，其发病率约为 1/125，大多为双输尿管畸形。重复肾盂输尿管畸形可以分为完全性重复畸形和不完全性重复畸形，其中完全性重复畸形的另一输尿管开口于膀胱、尿道或其他部位，不完全性重复畸形在中段两根输尿管合并成一根进入膀胱。重复肾盂输尿管畸形在临床上多无明显的症状，往往在体检时偶然发现，部分患者可以出现腰部疼痛、肾积水等症状。重复肾盂输尿管畸形最常见的并发症为输尿管的异位开口和输尿管囊肿，因此临床上引起症状的主要是上输尿管的异位输尿管口以及异位的输尿管膨出。

重复肾盂输尿管畸形的影像学诊断首选超声检查，可以发现肾区有两个集合系统，同时可以发现并发的肾积水、输尿管扩张及输尿管口膨出。静脉肾盂造影是确诊重复肾盂输尿管畸形的重要检查手段，可以准确显示重复畸形以及并发的输尿管异位开口和输尿管囊肿。CT 同样可以推荐用于重复肾盂输尿管畸形的诊断，它可以清楚地显示重复的双肾畸形和双输尿管畸形，并有助于评估肾脏积水情况。磁共振泌尿系水成像（MRU）和静脉肾盂造影相比具有无创伤、不需造影剂等优点，但是价格昂贵，对不适合做静脉肾盂造影的患者可以考虑行 MRU 检查。

本例患者腰部疼痛伴发热，入院后行静脉肾盂造影及 CT 检查明确看到重复肾盂输尿管畸形，患者症状考虑为重复肾畸形的上半肾感染所致，由于患者感染较重并且单纯抗感染治疗后症状未见明显缓解，具有外科手术干预指征，因此积极控制感染并行重复肾部分肾切除术，术后患者症状缓解，恢复较好。

六、病例点评

关于重复肾盂输尿管畸形的治疗，需要根据患者的具体情况和症状采取不同的治疗方式。对于体检或偶然发现的重复肾盂输尿管畸形，如果没有尿路感染、梗阻等症状，并且双肾功能良好的患者，一般不需要治疗。如果有明显的临床症状，肾盂输尿管严重积水，肾功能受损，反复感染，并发有异位输尿管开口或输尿管囊肿等情况时，需要积极予以手术治疗。如果上半肾功能良好，出现梗阻等症状时，可以仅行输尿管膀胱吻合术。如果上半肾已无功能或功能严重损害，则可以行上半肾＋同侧输尿管切除术的标准术式。目前开放性手术和腹腔镜手术（腹膜后入路和经腹腔途径）在治疗重复肾盂输尿管畸形中均有应用，两者各有利弊，可以根据术者水平以及医院设备情况等采取不同的手术方式。

（胡少华）

病例 8　重复肾盂输尿管畸形观察治疗

一、病例摘要

患者：女性，32 岁，主因间断腰困 3 年，彩超发现左肾积水 2 个月。

于 2012 年 1 月 31 日。患者于 3 年前出现腰困症状，无发热，无尿频、尿急、尿痛，无血尿，症状持续一段时间后自行消失，遂未予重视。此后上述症状间断出现，并逐渐加重。2 个月前患者就诊于当地县中医院，行彩超检查提示左肾积水。10 余天前就诊于我院门诊，行 IVP 检查提示左侧双肾盂积水。现患者为求彻底诊治就诊于我院，门诊以"左肾积水、左侧重复肾盂输尿管畸形"收住入院。患者发病以来，精神、食欲、睡眠可，大小便正常，体重无明显变化。

体格检查：双侧腰部曲线对称，双肾区未见明显隆起及凹陷，左肾区压痛（-）、叩痛（-），右肾区压痛及叩击痛（-），双侧输尿管走形区深压痛（-），膀胱区深压痛（-）。腹部彩超（山西医科大学第二医院，2012 年 1 月 17 日）：左肾积水。静脉肾盂造影（山西医科大学第二医院，2012 年 1 月 17 日）：左侧双肾盂轻度积水，左输尿管未见梗阻改变。

二、入院诊断

1. 左肾积水。
2. 左侧重复肾盂输尿管畸形。

三、鉴别诊断

肾积水：患者往往长时期无症状，直至出现腹部包块和腰部胀感时才被注意。疼痛一般较轻，甚至完全无痛。但在间歇性肾积水病例（由于异位血管压迫或肾下垂引起）可出现肾绞痛，疼痛剧烈，沿肋缘、输尿管走行放射。多伴有恶心、呕吐、腹胀、尿少。一般在短时间或数小时内缓解，随之排出大量尿液。检查时可触到增大的肾，如为巨大肾积水，其张力可不很大。

四、治疗经过

入院后积极完善相关检查明确诊断，患者左肾轻度积水，未见明显梗阻改变，目前左肾功能正常，暂无外科处理指征，注意定期复查。

五、病例分析

重复肾盂输尿管畸形是泌尿外科常见的先天性发育异常的一种疾病，一般认为是由于在胚胎发育过程中中肾管发育异常所致，其发病率约为 1/125，大多为双输尿管畸形。重复肾盂输尿管畸形可以分为完全性重复畸形和不完全性重复畸形，其中完全性重复畸形的另一输尿管开口于膀胱、尿道或其他部位，不完全性重复畸形在中段两根输尿管合并成一根进入膀胱。重复肾盂输尿管畸形在临床上多无明显的症状，往往在体检时偶然发现，部分患者可以出现腰部疼痛、肾积水等症状。重复肾盂输尿管畸形最常见的并发症为输尿管的异位开口和输尿管囊肿，因此临床上引起症状的主要是上输尿管的异位输尿管口以及异位的输尿管膨出。

重复肾盂输尿管畸形的影像学诊断首选超声检查，可以发现肾区有两个集合系统，同时可以发现并发的肾积水、输尿管扩张及输尿管口膨出。静脉肾盂造影是确诊重复肾盂输尿管畸形的重要检查手段，可以准确显示重复畸形以及并发的输尿管异位开口和输尿管囊肿。CT同样可以推荐用于重复肾盂输尿管畸形的诊断，它可以清楚地显示重复的双肾畸形和双输尿管畸形，并有助于评估肾脏积水情况。磁共振泌尿系水成像（MRU）和静脉肾盂造影相比具有无创伤、不需造影剂等优点，但是价格昂贵，对不适合做静脉肾盂造影的患者可以考虑行MRU检查。

六、病例点评

本例患者间断性腰痛，完善相关检查后考虑为重复肾盂输尿管畸形，但患者肾积水程度较轻，并且肾功能良好，无重复肾盂输尿管畸形相关的并发症，综合考虑患者情况，可以暂时不予以手术干预，注意定期复查泌尿系彩超及利尿肾图等相关检查查看肾积水及肾功能的变化情况。

因此，对于无症状的或症状轻微不影响患者日常生活的重复肾盂输尿管畸形，如果肾积水较轻，肾功能良好，没有并发异位输尿管开口或输尿管囊肿等情况，一般不需要治疗。但此类患者要注意定期复查，如果肾积水或肾功能呈现进行性加重的趋势，则需要进一步就诊，根据患者症状以及肾积水和肾功能情况决定进一步治疗方案。

（胡少华）

病例9　多囊肾

一、病例摘要

患者：男性，60岁，于2年前因"间断乏力、纳差、少尿"就医，化验肾功能异常（肌酐 $1030\mu mol/L$），且超声提示多囊肾、多囊肝，入住肾内科，规律行血液透析治疗。近2个月间断有腰部困痛症状，1个月前出现寒战、高热，伴右侧腰腹部疼痛加重，抗炎治疗后症状缓解，相关检查提示多囊肾较前明显加重，故转我科诊治。发现高血压病2年，最高可达180/100mmHg，目前口服药物治疗，血压控制尚平稳。

体格检查：血压127/86mmHg，身高175cm，体重70kg。慢性病容，左前臂动静脉内瘘术后。

泌尿系超声：双肾形态失常，体积增大，左肾约27.8cm×9.3cm，右肾约29.7cm×9.6cm，于肾内可探及数个大小不等的类圆形无回声，界清，有包膜，部分囊肿透声差，左侧较大的约4.2cm×3.6cm，右侧较大的约7.9cm×4.7cm。左肾下极可见一类圆形低回声，大小约5.1cm×3.7cm，有包膜。CDFI：其内及周边未见明显血流信号。余可见少许肾实质回声。

腹部CT平扫：肝实质内多发类圆形低密度影，较大的约6.2cm，胆囊及胰腺未见明显异常，双侧肾脏形态失常，可见多发类圆形低密度影（图5-2）。

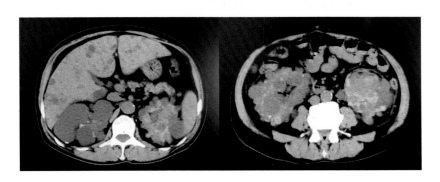

图5-2　腹部CT平扫

（3）实验室检查：白蛋白28.7g/L，肌酐585.0μmol/L，血红蛋白81g/L，血白细胞10.12×109/L，中性粒细胞百分比87.5%。

二、入院诊断

1. 多囊肾。

2. 囊内出血伴感染。

3. 多囊肝。

4. 慢性肾衰竭。

5. 高血压病。

6. 低蛋白血症。

7. 贫血。

三、鉴别诊断

单纯肾囊肿一般没有症状，但是当囊肿压迫引起血管闭塞或尿路梗阻时可出现相应表现。本病常因其他疾病做尿路影像学检查时发现，近年来越来越多的健康体检包括了腹部B型超声检查，单纯肾囊肿的检出率增高。

四、治疗经过

完善相关检查，纠正低蛋白血症，规律血液透析，评估手术适应证及手术风险；全麻下行腹腔镜右侧多囊肾囊肿去顶减压术，术中探查可见多个囊肿内呈浓稠褐色陈旧性出血，切除囊壁，留置引流。术后抗感染、对症治疗。术后10日，复查CT（图5-3）。

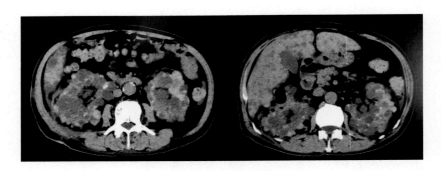

图 5-3　复查 CT

出院诊断：多囊肾、囊内出血伴感染、多囊肝、慢性肾衰竭、高血压病、低蛋白血症、贫血。

五、病例分析

多囊肾可分为常染色体隐性遗传型和显性遗传型，前者多见于婴幼儿，后者多见于成人。本例患者即为常染色体显性遗传性多囊肾（ADPKD），该型多囊肾有以下特点：①双肾同时病变，肾脏体积增大，多发囊肿，多可合并感染、出血；②多有家族史；③多合并肝囊肿；④肾功能渐损，肾衰竭；⑤因肾素分泌增多，故多有高血压病史。临床以腰、腹部疼痛为首发症状，也可出现血尿，查体可触及增大的肾脏。急性疼痛可由于囊肿出血或感染致肿胀引起，慢性疼痛由于囊肿增大，牵拉肾被膜所致。绞痛症状多为继发结石、出血或压迫引起尿路梗阻所致。超声及 CT 为常规检查方案，均提示肾脏体积明显增大，有无数个大小不等的肾囊肿。MRI 也上易于诊断，急性出血可表现为高信号，但随时间延长，可有不同表现，囊肿内感染则表现为介于单纯囊肿和急性出血之间的信号。70％的多囊肾会有囊内出血，但肾周出血很少发生。

六、病例点评

该病例诊断明确，影像学呈典型表现，已发展至肾衰竭阶段，规律行血液透析。本次因右侧多囊肾感染伴囊内出血就医，故腹腔镜手术去顶减压可对缓解残存正常肾脏组织压力有一定作用。且利于囊内感染的控制。如疼痛、出血、感染严重并难以控制的，尤其是体积巨大的多囊肾，可选择手术切除，并可同期行肾移植术。

（裴　亮）

第六章　泌尿系统损伤

病例 10　肾损伤保守治疗

一、病例摘要

患者：男性，60岁。于14小时前因车祸致左腰腹部疼痛，呈持续性伴全程肉眼血尿，无尿频、尿急、发热等症状。既往高血压病史3年，规律口服尼群地平20mg/d治疗，血压控制平稳。已婚，生育2子，无家族遗传病史。

体格检查：生命体征平稳，双侧腰曲线对称存在，双肾区无包块及隆起，左肾区叩击痛（+），双侧输尿管未及压痛，膀胱区无明显膨隆，无肌紧张，直肠指检，前列腺轻度增大，质韧，中央沟变浅，未触及硬结，阴茎发育正常。

辅助检查：①泌尿系彩超：左肾肾周出现液性无回声区，伤肾影增大；②腹部CT平扫（图6-1）：左肾区不均质高回声，肝、胆、脾、胰未见明显异常。

二、入院诊断

1. 左肾挫裂伤。
2. 左肾被膜下血肿。

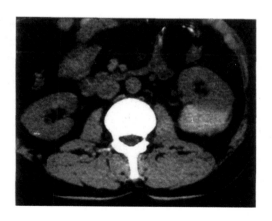

图 6-1　腹部 CT 平扫

三、鉴别诊断

1. 肾积水　由于泌尿系统的梗阻导致肾盂与肾盏扩张，其中潴留尿液，统称为肾积水。患者往往长时期无症状，直至出现腹部包块和腰部胀感时才被注意。包块多在无意中发现，一般有囊性感。疼痛一般较轻，甚至完全无痛。但在间歇性肾积水病例（由于异位血管压迫或肾下垂引起）可出现肾绞痛，疼痛剧烈，沿肋缘、输尿管走行放射。多伴有恶心、呕吐、腹胀、尿少。一般在短时间或数小时内缓解，随之排出大量尿液。检查时可触到增大的肾。如为巨大肾积水。

2. 肾包膜下积液　分为继发性肾包膜下积液和特发性。通常肾纤维膜和肾实质表面的肌织膜连接疏松，容易与肾实质分离。继发性肾包膜下积液，包括肾脏病变引起的出血外渗、结石引起梗阻、肾病综合征、外伤等都可以积聚在包膜下，严重时可形成肾周血肿、积脓、尿液囊肿。特发性肾包膜下积液指的是除外肿瘤、肾血管性疾病、炎症、血液病、肾结石、输尿管结石梗阻以及肾囊肿等疾病所致的肾包膜下积液。

四、治疗经过

其主要方法为绝对卧床休息两周以上，留置导尿管；补充血容量，保持充足尿量，维持水电解质平衡；预防感染应用广谱抗生素；止血药物的使用，必要时应用镇痛镇静药物；血压监测，密切观察临床表现、体征及血尿变化；定期检测血尿常规及 B 超、CT 检查。

五、病例分析

肾损伤在泌尿系统损伤中仅次于尿道损伤，居第二位。以闭合性损伤多见，1/3 常合并有其他脏器损伤。闭合性损伤中 90% 是因为车祸、摔落、对抗性运动、暴力攻击引起，大部分损伤程度较轻，肾脏闭合性损伤的患者 90% 以上可通过保守治疗获得治疗效果，保守治疗可有效降低肾切除率，且近期和远期并发症并没有明显升高。

B 超对观察肾损伤程度血、尿外渗范围及病情进展情况有帮助，是为闭合性肾损伤的首选检查方法；对伤情做初步的评估；连续监测腹膜后血肿及尿外渗情况。CT 增强扫描是肾损伤影像检查的金标准，可以迅速准确地了解肾实质损伤情况、尿外渗、肾周血肿范围；还可显示集合系统损伤情况，是肾损伤临床分级的重要依据。同时，还可了解对侧肾功能、肝、脾、胰、大血管情况。

保守治疗的指征：保守治疗为绝大多数肾损伤患者的首选治疗方法。手术指征：Ⅰ级和Ⅱ级肾损伤推荐性保守治疗；Ⅲ级肾损伤倾向于保守治疗；Ⅳ级和Ⅴ级肾损伤少数可行保守治疗。

六、病例点评

病史是诊断肾损伤的重要依据，血尿是最常见最重要的症状，多数为肉眼血尿，少数为镜下血尿，血尿的严重程度并不完全，与肾损伤的程度一致。

1996 年，美国创伤外科学会器官损伤定级委员会制定的肾损伤分级方法跟治疗密切相关，已被广泛采用。

Ⅰ级：为肾挫伤或肾包膜下血肿，镜下或肉眼血尿，泌尿系统检查正常。

Ⅱ级：肾包膜下血肿或肾裂伤，肾实质裂伤深度小于 1.0cm，无尿外渗。

Ⅲ级：肾裂伤，肾实质裂伤深度大于 1.0cm，无集合系统破裂或尿外渗。

Ⅳ级：肾裂伤，肾损伤贯穿肾皮质、髓质和集合系统；或血管损伤，肾动脉、静脉、主要分支损伤伴出血。

Ⅴ级：肾碎裂；肾门血管撕裂、离断伴肾脏无血供。

（顾　勇）

病例 11　肾损伤介入治疗

一、病例摘要

患者男性，52 岁。主因坠落致右腰腹部疼痛，肉眼血尿 1 天急诊我院，血尿呈持续性全程肉眼血尿，无寒战、发热等症状，既往无高血压，糖尿病、冠心病等病史。已婚，生育 2 子，无家族遗传病史。

体格检查：生命体征平稳，双侧腰曲线对称存在，双肾区无包块及隆起，右肾区叩击痛（+），双侧输尿管走行区未及压痛，膀胱区无明显膨隆，无肌紧张，直肠指检，前列腺轻度增大，质韧，中央沟变浅，未触及硬结，阴茎发育正常。

辅助检查：①血常规：血红蛋白 67g/L，红细胞 $3.85×10^{12}$/L；②腹部 CT 平扫：右肾被膜下新月形高密度影，肾周可见高密度灶。增强扫描：被膜下及肾周高密度影无强化，右肾实质不完整，见多处断裂（图 6-2）。

二、入院诊断

右肾裂伤。

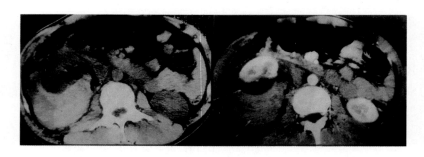

图 6-2　腹部 CT 平扫

三、鉴别诊断

肾包膜下积液：分为继发性肾包膜下积液和特发性。通常肾纤维膜和肾实质表面的肌织膜连接疏松，容易与肾实质分离。继发性肾包膜下积液，包括肾脏病变引起的出血外渗、结石引起梗阻、肾病综合征、外伤等都可以积聚在包膜下，严重时可形成肾周血肿、积脓、尿液囊肿。特发性肾包膜下积液指的是除外肿瘤、肾血管性疾病、炎症、血液病、肾结石、输尿管结石梗阻以及肾囊肿等疾病所致的肾包膜下积液。

四、治疗经过

其主要方法为绝对卧床休息，留置导尿管；补充血容量，保持充足尿量，维持水电解质平衡；预防感染应用广谱抗生素；止血药物的使用，必要时应用镇痛镇静药物；血压监测，密切观察临床表现、体征及血尿变化；定期检测血尿常规及 B 超、CT 检查；行肾动脉超选择栓塞术止血治疗。

五、病例分析

肾损伤在泌尿系统损伤中仅次于尿道损伤，居第二位。以闭合性损伤多见，1/3 患者常合并有其他脏器损伤。闭合性损伤中 90% 是因为车祸摔落，对抗性运动，暴力攻击引起，大部分损伤程度较轻，肾脏闭合性损伤的患者 90% 以上可通过保守治疗获得治疗效果，该患者因跌落致右腰腹部疼痛，肉眼血尿进行性加重，血红蛋白与红细胞压积进行性降低，不排除活动性出血可能，腹部 CT 肝、脾、胰未见明显异常，可适行肾动脉超选择栓塞术治疗。

介入治疗的指征：血流动力学不稳定（失血性休克）；内科保守治疗无效的持续性出血，即肉眼血尿进行性加重；对侧肾缺如、对侧肾功能不全的肾损伤患者。

六、病例点评

病史是诊断肾损伤的重要依据，血尿是最常见最重要的症状，多数为肉眼血尿，少数为镜下血尿，血尿的严重程度并不完全，与肾损伤的程度一致。

1996 年，美国创伤外科学会器官损伤定级委员会制定的肾损伤分级方法跟治疗密切相关，已被广泛采用。

Ⅰ级：为肾挫伤或肾包膜下血肿，镜下或肉眼血尿，泌尿系统检查正常。

Ⅱ级：肾包膜下血肿或肾裂伤，肾实质裂伤深度小于 1.0cm，无尿外渗。

Ⅲ级：肾裂伤，肾实质裂伤深度大于 1.0cm，无集合系统破裂或尿外渗。

Ⅳ级：肾裂伤，肾损伤贯穿肾皮质，髓质和集合系统；或血管损伤，肾动脉、静脉、主要分支损伤伴出血。

Ⅴ级：肾碎裂；肾门血管撕裂、离断伴肾脏无血供。

大多数肾损伤患者通过保守治疗多可治愈，无须其他干预，但若出现血流动力学不稳定（失血性休克）；内科保守治疗无效的持续性出血，即肉眼血尿进行性加重；对侧肾缺如、对侧肾功能不全的肾损伤患者，可行介入治疗。介入治疗无须全麻可及时定位，闭塞异常血管，并最大限度保留正常肾组织，较外科治疗安全性高，医疗风险低，因此目前介入治疗技术也成为治疗肾血管损伤出血的首选方法。

（顾　勇）

病例 12　肾损伤肾切除

一、病例摘要

患者：男性，35 岁。主因车祸致腹痛 1 小时急诊我院，左上腹部疼痛，血压是 94/48mmHg，心率是 106 次 / 分，血红蛋白是 74g/L，既往无高血压、糖尿病、冠心病等病史。已婚，生育 1 子，无家族遗传病史。

体格检查：全身皮肤黏膜苍白、湿冷，左腹有瘀紫斑，范围约 10cm×6cm，上腹部软压痛阳性，反跳痛阴性，移动性浊音阳性，双肾区未及包块，左肾区压痛阳性。

辅助检查：血常规：血红蛋白 74g/L，红细胞 3.06×10^{12}/L。腹部 CT 平扫：脾结构欠清，实质内可见大片状不规则的密度灶。左侧肾形态欠规则，实质密度减低，边界不清，局部肾窦结构不清，肾门结构不清，肝周可见液体密度积聚。腹腔、盆腔可见高密度灶积聚（图 6-3）。

二、入院诊断

1. 脾破裂。

2. 左肾损伤。

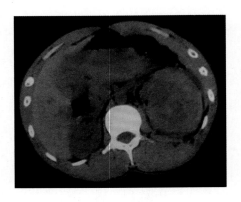

图 6-3　腹部 CT 平扫

三、鉴别诊断

肾包膜下积液分为继发性肾包膜下积液和特发性。通常肾纤维膜和肾实质表面的肌织膜连接疏松，容易与肾实质分离。继发性肾包膜下积液，包括肾脏病变引起的出血外渗、结石引起梗阻、肾病综合征、外伤等都可以积聚在包膜下，严重时可形成肾周血肿、积脓、尿液囊肿。特发性肾包膜下积液指的是除外肿瘤、肾血管性疾病、炎症、血液病、肾结石、输尿管结石梗阻以及肾囊肿等疾病所致的肾包膜下积液。

四、治疗经过

给予补液扩容治疗，急诊行剖腹探查术，脾切除＋左肾切除术。

五、病例分析

肾损伤在泌尿系统损伤中仅次于尿道损伤，居第二位。以闭合性损伤多见，1/3 常合并有其他脏器损伤。闭合性损伤中 90％是因为车祸、摔落、对抗性运动、暴力攻击引起，大部分损伤程度较轻，肾脏闭合性损伤的患者 90％以上可通过保守治疗获得治疗效果，由于该患者生命体征不稳定，腹腔内出血。腹部 CT 提示：肾、脾损伤，左肾破裂。

手术探查指征：严重的血流动力学不稳定，危及伤者生命时；Ⅳ级、Ⅴ级肾损伤；开放性肾损伤；合并有腹腔内其他脏器损伤时等。

六、病例点评

1996 年美国创伤外科学会器官损伤定级委员会制定的肾损伤分级方法跟治疗密切相关，已被广泛采用。

Ⅰ级：为肾挫伤或肾包膜下血肿，镜下或肉眼血尿，泌尿系统检查正常。

Ⅱ级：肾包膜下血肿或肾裂伤，肾实质裂伤深度小于 1.0cm，无尿外渗。

Ⅲ级：肾裂伤，肾实质裂伤深度大于 1.0cm，无集合系统破裂或尿外渗。

Ⅳ级：肾裂伤，肾损伤贯穿肾皮质，髓质和集合系统；或血管损伤，肾动脉、静脉、主要分支损伤伴出血。

Ⅴ级：肾碎裂；肾门血管撕裂、离断伴肾脏无血供。

对于病情不稳定的患者，如对侧肾形态功能正常，可行患侧肾切除术。肾切除术的指征为：肾严重碎裂伤，大出血无法控制者；严重肾蒂裂伤或肾血管破裂无法修补或重建者；肾内血管已有广泛血栓形成者；肾创伤后感染、坏死及继发性大出血者。

（顾　勇）

病例 13　输尿管损伤——输尿管吻合

一、病例摘要

患者：女性，45 岁，月经周期紊乱，月经量多，有血块，月经周期缩短，经期延长由平时 5 天左右延长至 10 余天，乏力。既往身体健康，无药物过敏及手术病史，已婚，生育 1 子，无家族遗传病史。

妇科检查：外阴发育正常，阴道通畅，宫颈光滑，子宫增大至孕 3 个月左右，表面凹凸不平，双附件区未见异常，彩超显示，多发性子宫肌瘤。

二、入院诊断

1. 多发性子宫肌瘤。
2. 左侧输尿管损伤。

三、鉴别诊断

1. 肿瘤性输尿管狭窄　输尿管肿瘤按肿瘤性质可分为良性和恶性。良性输尿管肿瘤如息肉，恶性肿瘤如移行细胞癌、移行细胞合并鳞状上皮癌、黏液癌等。输尿管肿瘤临床较为少见。发病年龄为 20 ～ 90 岁，男性比女性多，约 4 ∶ 1。原发性输尿管肿瘤起源于输尿管本身，以恶性肿瘤居多，其中大多数（90%）为移行细胞癌。

2．输尿管梗阻　肾盂输尿管连接部梗阻是引起肾积水的一种常见的尿路梗阻性疾病。由于肾盂输尿管连接部的梗阻妨碍了肾盂尿顺利排入输尿管，使肾盂排空发生障碍而导致肾脏的集合系统扩张。肾盂平滑肌逐渐增生，加强蠕动以排出尿液，当不断增加的蠕动力量无法克服梗阻时，就会导致肾实质萎缩和肾功能受损。

四、治疗经过

完善相关检查后行腹腔镜子宫全切除术。术后 1 天患者出现腹痛、腹胀，尿量减少。行静脉肾盂造影示左侧输尿管损伤，经开腹行输尿管吻合术＋ D-J 管置入，2 个月后 D-J 管拔出，无其他并发症发生，随访 3 个月，无异常状况发生。

五、病例分析

妇科腹腔镜手术的严重并发症之一就是输尿管损伤。妇科腹腔镜手术造成输尿管损伤的部位多位于输尿管骨盆入口和子宫动脉、子宫骶骨韧带、膀胱入口附近，造成输尿管损伤的原因主要是：①输尿管在盆腔的特殊走行，输尿管与盆腔脏器的关系密切，尤其在处理骨盆漏斗韧带、子宫动脉、子宫骶骨韧带以及分离侧盆壁粘连时容易损伤输尿管；②当患者伴随有盆腔粘连、子宫内膜异位症、子宫体过大造成对周围组织挤压，都可能造成输尿管解剖位置的变异或影响手术野的暴露，从而增加输尿管损伤的机会；③手术复杂程度增高，而当医师操作不够熟练时，也会增加输尿管副损伤的概率。

六、病例点评

妇科手术导致输尿管损伤症状和体征出现在术后数小时至 7 天内，主要表现为腹痛、腹胀、引流量增多、恶心呕吐、尿量减少、阴道流水等，并可伴有发热、腹膜炎症状，严重者可出现急性肾功能不全。实验室检查包括对肌酐、尿素氮的测定，引流液成分对比分析。影像学检查可通过彩色超声多普勒观察腹腔、盆腔积液情况，肾盂、输尿管改变；肾盂、输尿管造影可以更明确的诊断受损的程度和部位。治疗采取开腹输尿管损伤修补术或输尿管吻合术加输尿管 D-J 管置入。

（顾　勇）

病例 14　输尿管损伤——输尿管膀胱再植

一、病例摘要

患者:男性,61 岁。主因 10 个月前无明显诱因出现大便时带血,呈暗红色,无腹痛,腹泻,畏寒,发热等症状。10 个月来一直未行特殊治疗,上述症状无缓解,于当地医院诊断为乙状结肠癌。

既往无高血压、糖尿病、冠心病等病史。已婚,生育 1 子 1 女,无家族遗传病史。

二、入院诊断

1. 左侧输尿管下段离断。
2. 腹膜炎。
3. 乙状结肠癌术后。

三、鉴别诊断

同"病例 13　输尿管损伤——输尿管吻合"。

四、治疗经过

完善相关检查后行腹腔镜乙状结肠癌根治术,术后由引流管引出大量水样液体,1500 ～ 1800ml/d,经 CTU 及逆行输尿管造影确诊为左侧输尿管下段离断伴尿漏。

治疗经过:术后第 2 天急诊行输尿管膀胱再植术＋ D-J 管置入,1 个月后 D-J 管拔出,无其他并发症发生,随访 1 年,无异常状况发生。

五、病例分析

术中、术后一旦怀疑输尿管损伤,应及时明确诊断并予以处理。术中诊断:发现术野有大量水样液体流出,且来源于输尿管,提示输尿管被切开或离断;发现输尿管蠕动无力、扩张、张力低,多为损伤输尿管的血供和经;发现输尿管蠕动增强、扩张,提示误扎可能。由于术中解剖关系复杂,可以经静脉注射靛胭脂,如发现蓝色尿液从输尿管裂口流出,可明确诊断。也有学者主张对高度怀疑输尿管损伤者行膀胱镜检查及输尿管导管插管检查,有助于排除膀胱瘘,如导管上行受阻,提示该局部输尿管梗阻,为损伤部位。术后诊断:如术后出现腹胀、肾绞痛、尿少、引流液异常增多、腹腔积液,不明原因发热等,彩超提示肾积水及输尿管上段扩张,应考虑输尿管损伤的可能。静脉肾盂造影（IVP）可以确诊 95％以上的输尿管损伤;逆行造影和 CTU 可提高输尿管损伤的诊断率。术后出现漏尿或大量引流液、腹膜炎体征时,可检测血、尿和引流液的肌酐、尿素和电解质,若引流液中的肌酐、尿素和钾离子水平接近尿液水平时,比血液水平明显增加,应考虑输尿管损伤。

结、直肠癌患者因病灶部位与泌尿生殖器官相毗邻,术中输尿管损伤发生率高。如术中及时发现处理,预后较好;若发现较晚,往往造成术后高热、寒战、腹胀、腰部包块、压痛和肌紧张,严重者可导致输尿管狭窄、尿瘘、感染性休克和患侧肾功能衰减。

腹腔镜结直肠癌术中输尿管损伤多发生在中、下 1/3,近端损伤较少见。对于输尿管中 1/3 的损伤,一般行输尿管端端吻合,内 D-J 管引流;对于远端的损伤,应行输尿管膀胱再植术。

六、病例点评

结、直肠癌患者因病灶部位与泌尿生殖器官相毗邻,术中输尿管损伤发生率高。如术中及时发现处理,预后较好;若发现较晚,往往造成术后高热、寒战、腹胀、腰部包块、压痛和肌紧张,严重者可导致输尿管狭窄、尿瘘、感染性休克和患侧肾功能衰减。

腹腔镜结直肠癌术中输尿管损伤多发生在中、下 1/3,近端损伤较少见。对于输尿管中 1/3 的损伤,一般行输尿管端端吻合,内 D-J 管引流;对于远端的损伤,应行输尿管膀胱再植术。

输尿管损伤的治疗原则:①保护肾功能;②重建尿路完整性;③保护血供及神经;④吻合无张力;⑤预防狭窄。

(顾　勇)

病例 15　膀胱破裂

一、病例摘要

患者:女性,43 岁。主因"外物砸伤致全身多处损伤 8 小时"入院,于当地医院诊断为骨盆骨折、膀胱破裂。留置尿管,引流血性液体。

既往无高血压、糖尿病、冠心病等病史。已婚,生育 1 子 1 女,无家族遗传病史。

体格检查:生命体征平稳,双侧腰曲线存在对称,双肾区未及包块,压痛(-),双侧输尿管走形区压痛(-),膀胱区未见明显膨隆,压痛(+),阴毛呈女性分布,外生殖器发育正常,会阴区未见血肿。

辅助检查：①DR造影平片示：双侧耻骨上下肢多发骨折，左侧骶髂关节脱位，左侧髂骨、骶骨骨折，对比剂弥漫分布着盆腔及左中下腹；②腹部CT平扫：膀胱破裂，对比剂向周围盆腔渗漏并沿腹膜后达左肾周围，见图6-4。

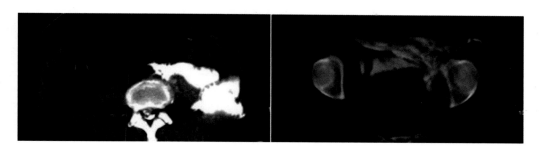

图6-4 腹部CT平扫

二、入院诊断

1. 骨盆骨折。

2. 膀胱破裂。

三、鉴别诊断

1. 肠管破裂 所有开放性损伤和大部分闭合性损伤所致的腹腔内脏器损伤中以肠管损伤较为多见，伤后患者出现严重的腹膜炎症状，同时可合并感染性休克，应早期行剖腹探查。

2. 膀胱腹膜外破裂 对任何原因引起开放型损伤所致的腹膜外膀胱破裂都需要手术探查，而对闭合性损伤所致的腹膜外膀胱破裂，则需根据损伤程度进行处理。切开膀胱探查膀胱内情况，如有游离骨片或其他异物应清除。在膀胱内用肠线缝合破口，如破口较大，宜同时作膀胱造口。清除膀胱周围血肿以便发现其他损伤，充分引流膀胱周围尿液，以防盆腔脓肿形成。闭合性损伤时，膀胱周围血肿不应切开引流，以免招致感染。

四、治疗经过

急诊行剖腹探查术＋膀胱修补术。

五、病例分析

膀胱破裂在骨盆骨折中的发生率约为4％，据报道膀胱损伤占泌尿系损伤的11％～30％，膀胱破裂与暴力作用方式、部位、膀胱充盈程度及骨盆骨折端移位挤压等有密切的关系。膀胱破裂分为三型：①腹膜外型：裂口多位于膀胱前壁或颈部，膀胱破裂大多属此型；②腹膜内型：裂口多位于膀胱顶部，可引起尿性腹膜炎；③混合型：腹膜外型与腹膜内型同时存在，导尿及注水试验是膀胱破裂一种简便的诊断方法，此法在急诊室对筛选有很大的帮助，但由于膀胱裂口小、逼尿肌收缩、血凝块阻塞裂口或裂口周围水肿等原因可使注水试验假阴性。因此，注水试验阴性并不能排除闭合性膀胱破裂。逆行膀胱造影是诊断闭合性膀胱破裂的一种可靠方法，诊断准确率可高达85%以上。

六、病例点评

膀胱破裂为膀胱壁全层破裂，有尿外渗，多需手术治疗。膀胱破裂时出血一般并不严重，不致引起休克，但如合并腹内脏器损伤或骨盆骨折而引起大量出血时，常可导致休克。因此，手术时血肿应尽量清除，膀胱裂口需修补，并行膀胱造口，以保证膀胱创口的愈合。

膀胱破裂修补术适应证：①下腹部伤后出现尿外渗症状，膀胱造影证实有造影剂外渗者；②下腹部外伤后伤口流尿者。

膀胱破裂修补术禁忌证：膀胱损伤并发其他威胁生命的重要器官损伤，伤员伤情严重而出现休克时，应首先抗休克治疗并留置导尿管以减少尿外渗；然后处理膀胱损伤。

根据不同类型的膀胱破裂在治疗上也有所不同：腹膜内型较少见，往往有较严重的合并伤，这些合并伤也是创伤性休克死亡的主要原因，破裂口较小的可给予留置导尿 10～14 天，保持尿管通畅，需要探查时可取下腹部正中切口，首先探查腹腔内其他器官，最后修补膀胱，高位造瘘，皮下潜行后引出，以防膀胱痉挛及拔管后尿瘘的产生，膀胱耻骨间留置引流管。腹膜外型破裂，多发生于骨盆骨折时，膀胱破裂的部位几乎全在膀胱前侧壁，接近膀胱颈部。部分保守治疗同腹膜内型膀胱破裂外。手术探查双侧输尿管，三角区及后尿道，合并损伤时，给予相应处理，有骨折断端刺入膀胱时膀胱修补前要固定，可从膀胱内修补，高位造瘘。

（顾　勇）

病例16 尿道球部损伤

一、病例摘要

患者：男性，43岁。主因"骑跨伤致会阴部血肿伴排尿困难8小时"入院。

既往无高血压、糖尿病、冠心病等病史。已婚，生育1子1女，无家族遗传病史。

体格检查：双侧腰部曲线对称，双肾区无包块及隆起，叩击痛（－），双侧输尿管走形区压痛（－）。膀胱区可见明显膨隆，压痛（＋）。外生殖器：阴毛呈男性分布，阴茎大小如常，尿道口可见明显血迹，双侧阴囊可见明显肿大，会阴部可见蝶形淤斑，双侧睾丸、附睾及精索未见异常。

二、入院诊断

尿道球部损伤。

三、鉴别诊断

1. 会阴骑跨伤 多因伤者从高处坠落或摔倒时，会阴部骑跨在硬物上，使球部尿道处于暴力与耻骨弓之间所致。偶因会阴部严重损伤而伤及尿道，损伤机制与骑跨伤相同。

2. 骨盆骨折伤 尿道损伤常见于因交通事故、房屋倒塌及其他各种原因的挤压伤，造成骨盆骨折变形、牵拉撕裂或撕断膜部尿道。此外，锐利的骨折断端亦可以刺伤尿道。

3. 开放性损伤 多见于战时火器伤，如枪弹、弹片或刺刀伤，可以合并阴茎、阴囊及其内容物或肛门直肠等损伤，伤情一般较复杂，治疗较困难。尿道刀切割伤偶见，常合并有阴茎切割伤。

四、治疗经过

膀胱造瘘术。

五、病例分析

前尿道损伤患者先行膀胱造瘘术，3～6个月后行尿道瘢痕切除＋Ⅱ期尿道吻合术，可得到较好的疗效。

六、病例点评

男性尿道损伤多见于尿道球部及膜部以上部位，前者多为骑跨伤所致，而且造成部分尿道损伤，伤情相对较轻。后者以挤压伤所造成的骨盆骨折引起，由于受伤时骨盆环的急剧变形，尿生殖膈被强力牵拉而发生切割样暴力，将尿道膜部及薄弱的前列腺尖部尿道撕裂，所以多为完全断裂，少数因骨折片或骨折端直接刺伤所致，伤情较重，并发症较多。因此积极的抗休克是抢救的重要措施之一。对骨盆骨折合并尿道断裂及其他器官损伤的抢救，应迅速果断，首先处理危及生命的肝、脾、胃、肠、膀胱破裂及大血管损伤，然后再修复尿道。

（顾　勇）

病例 17　尿道膜部损伤

一、病例摘要

患者：男性，26 岁，车祸致会阴区疼痛伴尿道外口出血 10 小时，留置尿管示大量肉眼血尿，伴双下肢感觉运动障碍。

既往体健，无药物过敏及手术史，未婚未育，无家族遗传病史。

体格检查：腹部明显膨隆，全腹部压痛反跳痛（+），双侧腰部曲线对称，双肾区无包块及隆起，叩击痛（-），双侧输尿管走形区压痛（+）。外生殖器：阴毛呈男性分布，阴茎大小如常，尿管内可见大量血性液体，尿道口可见明显血迹，会阴区皮肤无损伤，阴囊后方可见局部淤斑形成，双侧阴囊无明显异常。

辅助检查：泌尿系彩超：腹腔及盆腔可见大量积液，双肾未见明显异常，膀胱未见明显膨隆，膀胱内未见尿管球囊影。腹部 CT：骨盆骨折　膀胱破裂。

二、入院诊断

1. 骨盆骨折。
2. 膀胱破裂。
3. 后尿道断裂。

三、鉴别诊断

本病注意与会阴骑跨伤、骨盆骨折伤及开放性损伤等相鉴别，见"病例 16　尿道球部损伤"。

四、治疗经过

行膀胱破裂修补术＋尿道会师术。

五、病例分析

男性尿道损伤是泌尿外科常见的症状，临床上治疗尿道损伤主要是尽快恢复尿道的连续性、预防尿道狭窄并预防尿失禁等并发症。男性后尿道损伤多生于青壮年，如果不及时、正确的处理可能会导致严重的并发症甚至危及生命。男性后尿道损伤的临床治疗方法应根据病情确定，不完全性后尿道断裂患者可先行留置导尿管，若导尿失败可行单纯膀胱造瘘，完全性后尿道断裂患者根据病情进行行尿道会师、会师牵引、单纯膀胱造瘘等。男性后尿道损伤多由暴力因素所致，常常发生于骨盆骨折的患者，此类患者出血过多，因此多出现休克。在后尿道损伤的急症治疗方面，目前临床上尚无统一的观点，有学者认为首先应恢复尿道的延续性，但是有些学者认为应先行耻骨上膀胱造瘘再延期修复尿道。但具体的治疗方法还应结合病人的实际状况来确定。在男性后尿道损伤的急症处理中，一般有尿道吻合、尿道会师、膀胱造瘘等方法。

对于男性后尿道损伤的患者，若为不完全断裂可进行留置导尿管或膀胱造瘘，若完全断裂，则应根据患者的实际情况选择术式，并预防感染、尿路狭窄等发生。

六、病例点评

男性后尿道损伤多由暴力因素所致，常常发生于骨盆骨折的患者，此类患者出血过多，因此多出现休克。在后尿道损伤的急症治疗方面，目前临床上尚无统一的观点，有学者认为首先应恢复尿道的延续性，但是有些学者认为应先行耻骨上膀胱造瘘再延期修复尿道。但具体的治疗方法还应结合病人的实际状况来确定。在男性后尿道损伤的急症处理中，一般有尿道吻合、尿道会师、膀胱造瘘等方法。

对于男性后尿道损伤的患者，若为不完全断裂可进行留置导尿管或膀胱造瘘，若完全断裂，则应根据患者的实际情况选择术式，并预防感染、尿路狭窄等发生。

（顾 勇）

第七章 泌尿及男性生殖系统感染

病例 18 慢性前列腺炎

一、病例摘要

患者：男性，35 岁下腹部及会阴部不适 6 个月余伴尿频，无尿痛，无腰痛、发热，无肉眼血尿。饮酒及劳累后加重，休息后稍有缓解。自行口服左氧氟沙星、阿莫西林治疗，效果欠佳。否认高血压、心脏病及糖尿病病史。吸烟 15 年，每日 10 ～ 20 支。饮酒 8 年，白酒 2 两／日。

体格检查：双肾区无叩击痛，腹部无明显压痛，膀胱区无隆起，阴毛呈男性分布，阴茎及双侧睾丸、附睾、精索未触及明显异常。

辅助检查：直肠指诊：前列腺体积无明显增大，质软，无压痛、结节及波动感。尿常规、泌尿系彩超及阴囊彩超均未见明显异常。自由尿流率：23ml/s。

二、入院诊断

慢性前列腺炎。

三、鉴别诊断

1. 慢性附睾炎 阴囊、腹股沟部隐痛不适，类似慢性前列腺炎，但慢性附睾炎附睾部可触及结节，并伴轻度压痛。

2. 前列腺增生症 大多在老年人群中发病；尿频且伴排尿困难，尿线变细，残余尿增多；B 超、肛诊检查可进行鉴别。

3. 精囊炎精囊炎和慢性前列腺炎 多同时发生，除有类似前列腺炎症状外，还有血精及射精疼痛的特点。

四、治疗经过

嘱其多饮水，戒烟酒，避免久坐，规律坐浴。同时口服多沙唑嗪 4mg/d，前列舒通胶囊 3 粒／次，3 次／日，疗程为 3 个月。服药 3 个月后复查，患者诉症状明显缓解，但仍有尿频，遂嘱其口服索利那新 5mg/d。约半月后患者尿频症状消失。

五、病例分析

慢性前列腺炎是成年男性的常见病，有时严重影响患者的生活质量。该疾病的发病机制及病理生理并不清楚。其病因可能与季节、饮食、性活动、泌尿生殖道炎症、良性前列腺增生、职业、精神心理因素等有关。

慢性前列腺炎的临床表现主要为骨盆区域疼痛，部位可见于会阴、阴茎、肛周、尿道、耻骨部、腰骶部等。排尿异常可表现为尿频、尿急、尿痛、夜尿增多等。由于此病易久治不愈，可有焦虑、抑郁、失眠、记忆力下降等，所以病史采集对于此病意义重大。此外，直肠指诊、尿常规、前列腺液化验亦为必查项目。结合超声、尿流率、膀胱镜检查等检查，若可排除一些可引起类似症状的疾病，则可诊断为慢性前列腺炎。

六、病例点评

慢性前列腺炎因发病机制不明，故慢性前列腺炎的治疗应以综合治疗为主。首先应改变不良生活习惯，如戒烟酒，忌辛辣刺激食物，避免憋尿、久坐。结合抗生素、α-受体阻滞药、植物制剂、非甾体抗炎镇痛药等，服药疗程应足疗程，抗生素应至少口服 6 周。此外，可建议患者同时去精神卫生科、中医科治疗。

病例 19　急性附睾炎

一、病例摘要

患者：男性，60 岁。患者 1 天前无明显诱因出现右侧阴囊肿胀、疼痛，放射至同侧腹股沟区及下腹部，站立时疼痛加重，伴寒战、高热，体温最高达 39.8℃，自行口服抗炎、退热药物，症状未见明显缓解。

既往高血压病史 20 年，规律口服氨氯地平 5mg/d 治疗，血压控制平稳。已婚，生育 2 子 1 女，无家族遗传病史。

体格检查：生命体征平稳，阴茎发育正常，阴囊皮肤红肿，患侧附睾增大，与睾丸界限清楚，压痛阳性。

辅助检查：阴囊及精索静脉彩超：右侧附睾体积增大，大小约 2cm×3cm，血流信号丰富。实验性检查：①血常规：白细胞 $17.46×10^9$/L，中性粒细胞百分比 94.6%。

二、入院诊断

1. 右侧急性附睾炎。

2. 高血压病。

三、鉴别诊断

1. 睾丸肿瘤　没有痛感，肿块与正常睾丸易于区别，前列腺液及尿常规检查均正常，必要时可以作组织病理检查。

2. 精索扭转　常见于儿童。扭转的早期，睾丸上提与附睾有清楚的界限，扭转的后期可能界限不清，如轻轻上推睾丸则发生疼痛，说明为精索扭转。

3. 附睾结核　早期病变局限于附睾尾，最后累及整个附睾。一般发病比较缓慢，不痛，输精管有串珠样改变。

四、治疗经过

1. 卧床休息，托起阴囊，减轻疼痛。
2. 初期局部冷敷，晚期热敷促进炎症消退。
3. 静脉输注左氧氟沙星注射液，规律抗炎 2 周。
4. 坦洛新 0.2mg，口服，1 次／日，改善排尿。

五、病例分析

急性附睾炎是致病菌侵入附睾所致的急性炎症，是男性生殖系统非特异性感染中的常见疾病，多见于成年男性。常见致病菌为大肠埃希菌、葡萄球菌和变形杆菌等。常见病因为：①导尿或经尿道检查；②经泌尿生殖道逆行感染；③损伤-阴囊外伤史或前列腺电切术后。

超声为诊断首选检查，附睾尾体积明显增大，血流信号丰富，便于了解附睾肿胀及炎症范围，并有助于鉴别附睾炎和睾丸扭转。实验性检查，血白细胞、中性粒百分比、C-反应蛋白升高。急性附睾炎发展快，需及时治疗。一般治疗为卧床休息，托起阴囊，规律抗生素治疗，消除致病因素。如形成脓肿，应及时切开引流。

六、病例点评

急性附睾炎属于泌尿外科常见疾病，病情发展快，需及时就诊，一般经仔细询问病因及结合彩超结果，易于诊断，特别需与睾丸扭转鉴别，目前治疗主要为卧床休息、托起阴囊，规律抗生素治疗。

（郭　强）

病例 20　肾结核

一、病例摘要

患者：男性，56岁。主因"尿频、尿急13年，间断血尿7个月"入院。患者于13年前出现尿频、尿急症状，夜尿7～10次，无发热、腰痛、肉眼血尿，无脓尿，未予重视。7个月前出现全程肉眼血尿，色暗红，可见不规则状血块，尿频、尿急较前有所加重。1个月前就诊于我院，行CT提示左肾结核，给予口服异烟肼、利福平、吡嗪酰胺、乙胺丁醇治疗，之后血尿症状消失，尿频、尿急症状明显减轻。

既往史：患慢性阻塞性肺疾病（COPD）7年，未治疗。20年前外伤致右股骨干骨折。体重70kg，身高173cm。查体未见明显异常。

辅助检查：CT：左肾结核，累及左输尿管及膀胱左侧壁。红细胞沉降率：7mm/h。尿常规：镜检白细胞92个/ml，pH 5.0。肾功能：尿素氮40.9mmol/L，肌酐93μmol/L。结核杆菌抗体阳性。尿细菌培养：无菌生长。其余化验未见明显异常。

二、入院诊断

左肾结核。

三、鉴别诊断

1. 慢性肾盂肾炎　表现为尿频、尿急、尿痛等膀胱刺激炎症，伴血尿和腰痛，但症状多呈间歇性反复发作，无持续性低热。尿的普通细菌培养可发现致病菌。红细胞沉降率（血沉）一般正常，OT试验阴性。尿中无抗酸杆菌。

2. 急性膀胱炎　表现为明显的尿频、尿急、尿痛等膀胱刺激症状，但常伴有下腹部及会阴部坠胀不适感，且无发热等全身症状。经抗生素治疗6天通常症状可以消失。

3. 肾结石伴积水　肾结石继发感染时可表现为尿频、尿急、尿痛；伴有发热、腰痛。但无持续性低热，有时可发生剧烈的肾绞痛。KUB平片可发现不透光影。红细胞沉降率（血沉）一般正常，OT试验阴性。尿中无抗酸杆菌。

四、治疗经过

积极完善术前相关检查，予以规律抗结核治疗2个月，行左肾切除术。麻妥，右侧卧位，常规消毒铺单。取左侧腋后线12肋下1cm处做长约3cm切口，以血管钳钝性穿入腹膜后间隙，手指扩张腹膜后空间，之后以自制气囊进一步扩张空间。手指引导下分别在腋中线髂棘上1.5cm、腋前线肋缘下1cm取切口，以10mm Trocar穿入。

肋脊角处切口置入 12mm Trocar。接腹腔镜接气腹机清理腹膜外脂肪，打开肾周筋膜，在脂肪囊外分别游离左肾腹侧、背侧，显露左肾动脉（1 支），以 Hem-o-lok 结扎、离断。游离并显露左肾静脉（2 支），以 Hem-o-lok 结扎、离断。游离左肾上极，保留左侧肾上腺。继续游离左肾下极，见左输尿管增粗、僵硬，尽量向远端游离，以 Hem-o-lok 结扎、离断，使左肾完全游离，装标本袋。关闭气腹机，拔出 Trocar，延长十二肋下切口，长约 5cm，逐层切开，取出左肾。冲洗创面，检查无活动性出血，置左腹膜后引流管，清点器械、纱布无误后关闭切口。术中出血约 30ml，术后患者安返病房。术后病理：左肾干酪样坏死性结核，输尿管断端慢性炎。患者术后继续抗结核治疗 6 个月，定期复查肝功能、肾功能。

五、病例分析

泌尿生殖系统结核是最常见的肺外结核病之一，其中以肾结核最为多见，多为肺结核或骨结核的血行播散，临床多见单侧肾结核。肾结核起病初期，在肾皮质形成微脓肿、结核结节，进一步发展时结核病灶发生融合形成干酪样脓肿，累及肾髓质、肾盏、肾盂，形成多发性空洞或肾积脓。病变后期则出现纤维化及钙化而导致梗阻，梗阻又进一步加重了病变，逐渐形成肾自截。钙化灶中的结核杆菌会长期存活，当机体抵抗力下降时又再次发病。

肾结核多见于男性，发病高峰为 40～50 岁。早期临床症状不明显，不易发现，尿频、血尿、脓尿等临床症状出现相对较晚。帮助诊断肾结核的实验室检查包括：结核菌素实验、尿常规、尿结核杆菌培养、尿沉渣抗酸染色等。尿常规检查缺乏特异性，而尿结核杆菌培养阳性率最可靠，但检出率低、耗时长。影像学检查方面 IVU 及 CT 检查的特异性相对较高，诊断的准确率约为 88%。其中，CT 的诊断价值更高，CT 对肾实质、肾盏、肾盂、输尿管的显示良好，对组织密度的分辨率较高，尤其对钙化及伴随的淋巴结病变更敏感。需要注意的是，结核可能同时存在于肺、骨及生殖系统，因此临床上不能满足于肾结核的诊断。

六、病例点评

当患者被确诊肾结核时，往往因为肾集合系统的广泛钙化、肾盂输尿管连接部或输尿管多发严重狭窄，导致无功能或功能严重受损的肾脏，此时只能接受开放性或后腹腔镜下肾切除。术前需进行 2～4 周抗结核治疗，手术后亦需要继续抗结核治疗 6～9 个月。随着腔镜技术的发展，虽然肾结核往往伴随着肾周炎症导致的粘连，越来越多的病例可采取腹腔镜肾切除术的手术方式。DUARTE 等报道对肾脏周围存在炎症的患者进行腹腔镜肾切除术，肾周筋膜外游离的成功率达到 72%。对于一些粘连严重的病例，可紧贴肾包膜或于肾包膜下行肾切除术。然而，少数患者切除结核肾，并经过抗结核治疗后仍存在尿路刺激症状，尿常规仍反复存在异常增多的红细胞、白细胞。这可能与残存的存在结核病变的输尿管及膀胱有关。艾克拜尔·吾曼尔等报道切除输尿管残端不彻底，残留结核，术后会形成窦道或感染，故对无功能结核肾应尽可能切除患侧输尿管。一些学者认为对于肾结核，完全性后腹腔镜下肾输尿管切术是安全、可行的。然而，结核性无功能肾切除是否需要切除全长输尿管尚有争议。

（王振兴）

病例 21　特发性阴囊坏疽

一、病例摘要

患者：男性，72 岁，已婚，主因阴囊疼痛、肿胀、恶臭 3 天，患者 1 周前出现阴囊部瘙痒，自行搔抓，未特殊用药，于 3 天前出现阴囊处疼痛、肿胀，不伴尿频、尿痛等症状，后就诊于当地卫生所，予以局部消毒，症状未见缓解，后出现阴囊部出现恶臭，且阴囊肿胀程度较之前增大。门诊以"阴囊感染"收住我科。

既往高血压病 2 年，血压最高达 160/100mmHg，口服卡托普利片和尼莫地平片治疗，目前血压控制于 120/80mmHg。否认肝炎结核等传染病史，否认手术否认外伤史，否认输血史，否认食物、药物过敏史。

体格检查：体温 37.5℃，脉搏 74 次／分，呼吸 20 次／分，血压 120/80mmHg。一般情况可。心、肺、腹（−）。外生殖器：阴毛呈男性型分布，阴囊肿大，呈囊性，大小约 12cm×9cm，并可见阴囊大片黑色结痂形成，阴囊皮肤红肿，皮温较高，触之有捻发感（图 7-1）。睾丸及附睾触痛（−），平卧时阴囊不缩小，透光试验（−）。肛周无红肿，双侧腹股沟可触及肿大淋巴结，压痛阳性，活动度可。

辅助检查：①血常规：白细胞 $25.7×10^9/L$，中性粒细胞百分比 94.8%；②阴囊彩超：左侧睾丸鞘膜腔内可见大量气体回声，右侧睾丸鞘膜腔内不均质回声包块，以上考虑阴囊化脓性改变。

二、入院诊断

1. 阴囊坏疽。
2. 高血压病 2 级（高危）。

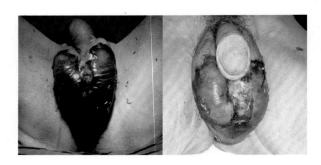

图 7-1　阴囊坏疽

三、鉴别诊断

1. 阴囊急性蜂窝质炎　是发生于阴囊部位的化脓性疾患。临床以阴囊红肿热痛为特点；初期阴囊皮肤红肿，进而红肿加重，皮肤紧张光亮，破溃后肿痛均减轻，病原菌以链球菌较多见。

2. 阴囊炭疽　常由炭疽杆菌感染所致。该菌宿主包括羊、牛、马、豚鼠、猪等，与病畜接触的人易患此病，多见于牧民及制革工人。早期表现为阴囊局部瘙痒，出现红色丘疹，以后逐渐扩大、破溃形成溃疡。溃疡基底及中心呈炭黑色坏死，周边水肿或变硬。根据典型的中心黑色坏死，涂片检查见芽孢或革兰阳性长链杆菌即可明确诊断。

四、治疗经过

在全麻下行"阴囊脓肿切开引流术＋会阴部清创术"。术中所见：阴囊广泛肿大，皮肤明显红肿，表面可见无色透明液体渗出，阴囊纵隔局部皮肤发黑，沿阴囊纵隔中线切开长约 15cm 切口，沿破溃口逐层切开皮肤、皮下、内膜。坏死组织呈现胶冻状，色黑，并有脓液流出。完全切除阴囊两侧坏死组织至组织出血为止，保留阴囊皮肤。用碘伏液、双氧水、甲硝唑液依次冲洗伤口，无菌生理盐水反复冲洗（图 7-2）。留置油纱条，伤口敞开，敷料加压包扎。术中取坏死组织送细菌培养＋药敏，术毕。

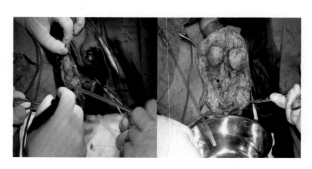

图 7-2　阴囊脓肿切开引流术

术后治疗：①予以全身加强营养支持治疗；②予以三联抗生素抗感染治疗，同时使用甲硝唑抗厌氧菌对症治疗；③予以多次清创，予以植皮治疗。

五、病例分析

阴囊坏疽是一种严重、少见的急性阴囊感染性疾病，起病急，发展快，病情严重，处理不当可危及患者生命。据病因可分为特发性阴囊坏疽与继发性阴囊坏疽，特发性阴囊坏疽又称为 Fournier 坏疽，是由 Fournier 于 1885 年首先报道，国内于 1965 年马永江最早报告。过去学者认为本病为特发性（即原因不明），但现代临床研究证明，大多数的病例仍可以从泌尿系统或结肠、直肠等方面找出原因，仍与细菌感染有密切关系。Fournier 坏疽的实质是阴囊部位的感染性坏死性筋膜炎，炎症可扩散至阴茎部、肛周、腹股沟管、腹部。致病菌多为大肠杆菌、厌氧菌、多形性杆菌、链球菌和葡萄球菌。多病菌感染及炎症致血管内血栓和闭塞性动脉内膜炎形成，组织缺血缺氧、坏死。坏死组织及细菌毒素可引起毒血症、败血症、感染性休克、急性肾衰竭、全身衰竭。本病多有明显诱因，常继发于泌尿系疾病、直肠周围感染、糖尿病，也可源于局部皮下感染、营养不良、艾滋病、局部皮肤不洁卫生史及当地气候炎热潮湿有明显关系。

本病典型症状有阴囊疼痛、瘙痒不适，皮肤红肿、发亮，皱襞消失，触之可有捻发感，随之出现阴囊潮湿、渗液，并变为青灰色及坏死，有臭味。多伴有发热、寒战等全身中毒症状。病变发展较快，起病 1 ～ 2 天坏死可累及皮肤全层，病变可达鞘膜，裸露睾丸和精索。病情严重者坏死范围可达下腹部和双臀及双股上段皮下组织等。

阴囊坏疽的治疗，应采取综合治疗、全身治疗与局部治疗并重。全身治疗应加强支持治疗，体质虚弱者，尤其是老年人要补充足够能量，以期提高机体抵抗力。对于继发性阴囊坏疽的基础病（如糖尿病、免疫功能低下等），务必要加强控制，去除诱发因素。加强抗感染治疗，早期选用大剂量广谱抗生素，以后可根据细菌培养调整用药，并合用抗厌氧菌的药物甲硝唑等。同时注意保持水电解质、酸碱平衡，以防感染中毒性休克。局部治疗即手术治疗，在强有力的抗感染治疗的同时，尽早地、彻底地清除阴囊及其周围的坏死组织。即使阴囊皮肤未坏死，但肿胀明显时，亦应早期做局部切开引流，以减轻毒素吸收，减轻坏死程度，术中应多切口切开引流和彻底清除坏死组织，以及必要的重复清创尤为重要，尤其是病变广泛者，更应切开减压，防止感染进一步扩散。由于该病局限在皮肤、筋膜层，所以睾丸一般不会受到侵袭而得到保存，多数不需行睾丸切除术，炎症反应全身症状多于 10 天内控制，体温逐渐恢复正常，坏死组织多于 2 周开始脱落，肉芽组织逐渐生长，较小的创面，经过 4 ～ 6 周后可自行愈合。对于缺损较大的创面，如双侧睾丸裸露及阴茎部分皮肤坏死，待感染彻底控制，创缘有新鲜组织生长后，行二期缝合。如二期缝合困难，需进一步行植皮手术。

六、病例点评

1. 该病例先发生阴囊局部皮肤瘙痒，挠抓等，然后进展至皮肤、皮下感染，形成阴囊坏疽后向周围组织扩散。诊断依靠典型的病史、临床特点、典型体征诊断并不困难。对于继发于其他疾病者，应注意详细询问病史及诱发因素。关键在早期诊断，积极治疗。阴囊坏疽的早期，皮肤坏疽并不明显，易误诊，因而对于阴囊的红肿、疼痛、瘙痒不适，应联想到本病的可能，密切观察。该病例得到及时诊断和手术治疗，并取得良好疗效。

2. 该病治疗强调早期综合治疗，术前积极抗生素治疗及全身支持治疗。如合并糖尿病、直肠周围疾病等应积极治疗。

3. 手术时机的选择是治疗的关键，一经确诊应积极手术治疗，清创过程中中应多切口切开引流和彻底清除坏死组织以及必要的重复清创尤为重要，时待肉芽组织稳定后行植皮术，切忌害怕发生术后皮肤缺损而保守清创，延误最佳手术时机，进而导致更严重感染或死亡。临床医师应高度重视。

（李承勇）

病例 22 肾周脓肿

一、病例摘要

患者：女性，39 岁，已婚，主因"发热 4 天伴腰困 1 天"入院。患者于 10 月 20 日自觉感冒后出现发热，最高达 40.0℃，自觉乏力、纳差，伴尿频、尿急、尿量增多等不适，服用乙酰氨基酚（扑热息痛）、速效感冒胶囊等处理后体温下降至正常。11 月 1 日上诉症状再次出现，体温最高达 40.3℃，伴腰部酸困、尿频、尿急等不适，就诊于我院急诊科，行胸部正位片示：双肺、心、心隔未见明显异常，予以输注左氧氟沙星治疗，为求进一步治疗收住我科。糖尿病病史 5 年余，规律口服二甲双胍肠溶片治疗，血糖控制较差，平素空腹血糖 8.5mmol/L。

否认高血压病、冠心病、心脏病病史；否认肝炎结核等传染病史，否认手术外伤史，否认输血史，否认食物药物过敏史。

体格检查：体温 38.6℃，脉搏 112 次 / 分，呼吸 20 次 / 分，血压 90/60mmHg。双侧腰部曲线对称未见局限性隆起，双肾区未触及包块状肿物，左肾区叩击痛（+），沿双侧输尿管走行区无压痛，未触及肿物；膀胱区未见局限性隆起，压痛（-）。外生殖器：未见明显异常。

辅助检查：①血沉：91.00mm/h；血白蛋白：29.40g/L，血肌酐：48.00μmol/L，

空腹血糖 9.5mmol/L；②血常规：白细胞数：$5.33×10^9$/L，血红蛋白浓度：92.0g/L，血小板数：$316.00×10^9$/L，中性粒细胞绝对值：$3.96×10^9$/L，淋巴细胞百分比：19.12%；③泌尿系增强 CT 示：左肾周低密度影，大小约 6cm×7cm，边界欠清晰，其内可见分隔，CT 值周边部位 36 ～ 74HU，中心部位 17 ～ 32HU 增强扫描周边有强化，液化区周边不规考虑左肾周脓肿。

二、入院诊断

1. 左肾周脓肿。
2. 2 型糖尿病。

三、鉴别诊断

1. 黄色肉芽肿性肾盂肾炎　本病是一种严重的肾实质及周围组织慢性化脓性感染，其特征为肾实质破坏，由含脂质巨噬细胞形成的肉芽肿取代，病变多为单侧，病理表现为多数脓肾，肾实质严重破坏，肾实质内可见大小不等的黄色瘤样肿物。临床表现多样性且复杂，表现为腰痛、肿块、发热、贫血、脓尿等症状。

2. 肾皮质脓肿　肾皮质化脓性感染为葡萄球菌经血行进入肾皮质引起的严重感染，根据其病变严重程度分为急性细菌性肾皮质炎和肾皮质脓肿。通常有其他部位化脓病灶，基础疾病常为糖尿病、免疫功能底下患者较多见。肾皮质脓肿与肾周脓肿属同一疾病的不同阶段，肾皮质脓肿破溃后脓腔继续扩大可形成肾脓肿。

四、治疗经过

术前控制血糖、抗感染治疗后，在全身麻醉下行腹腔镜左肾周脓肿切开引流术。术中所见：腰大肌前可见肾周脂肪明显粘连，靠近肾中极背侧，可见一大小约 4cm×5cm 坏死区。游离肾脓肿周围脂肪组织，可见白色脓性分泌物流出，量约 20ml，完全暴露脓腔，将坏死组织完全清除后至脓腔基底部。碘伏、甲硝唑及生理盐水反复冲洗脓腔，留置引流管，关闭切口，术毕。术后据药敏结果继续抗感染治疗 2 周，患者痊愈出院。

五、病例分析

肾周脓肿是肾包膜与肾周筋膜之间的脂肪组织急性化脓性炎症。糖尿病、免疫功能低下、尿路结石及尿路梗阻所致的尿外渗、肾外伤血肿形成等是常见的感染诱因。常见致病菌有大肠杆菌、变形杆菌、金黄色葡萄球菌、肺炎克雷伯杆菌、链球菌等。肾周脓肿感染途径包括肾内感染蔓延扩散至肾周间隙、血源性感染、经腹膜后淋巴系统扩散、肾邻近组织感染扩散等4个途径。早期文献报道，肾周脓肿诊治困难，原因主要包括肾周围的特殊解剖位置，起病隐匿，症状不典型，病因复杂多变。随着影像学技术和医学的发展进步使肾周脓肿诊断治疗手段不断提高。目前肾周脓肿的治疗包括抗菌药物治疗，开放手术切开引流，超声、CT引导下经皮穿刺引流，经皮肾镜技术穿刺引流，肾切除等。一般认为直径＜3cm的脓肿可以单纯抗菌药物治疗；直径3～5cm的脓肿如果单纯抗感染治疗疗效不明显，应及时引流；直径＞5cm的脓肿抗感染的同时应尽早引流。可见外科引流在肾周脓肿的治疗中占有重要的地位。开放手术切开引流疗效确切。超声或CT引导下经皮穿刺或经皮肾镜引流术简单、微创、费用低，但在处理较大的脓肿、多房性脓肿、多发脓肿、脓液黏稠的脓肿时存在引流管容易堵、引流不彻底、需要多次引流等缺点，甚至有可能延误治疗导致肾切除。后腹腔镜下肾周脓肿切开引流术具有和开放手术相同的疗效，适用于多房性脓肿、多发脓肿，超声、CT引导下穿刺引流术后复发的单发脓肿。但肾周粘连严重者应慎重选择腹腔镜手术。

手术时机的选择：必须在有效的抗生素应用下、全身炎症反应明显得到控制时进行手术，即血液中白细胞＜12×10^9/L，体温＜38℃，CRP、降钙素原接近或略高于正常。血糖控制在11.1mmol/L以下。否则，有导致感染扩散的可能。

六、病例点评

1. 该有糖尿病病史，血糖控制较差，入院10天前有感冒病史，存在肾周脓肿发生的诱因。依靠典型的病史、临床特点、典型的影像学表现诊断并不困难。关键在术前尽早、大剂量使用抗生素治疗为手术治疗奠定基础。

2. 该病治疗强调早期综合治疗，术前积极抗生素治疗及全身支持治疗。如合并糖尿病、免疫功能低下等应积极治疗。

3. 手术时机的选择是治疗的关键，一经确诊应积极手术治疗，行腹腔镜肾周脓肿清创引流过程中应将脓肿分隔全部清除，彻底清除坏死组织，术后留置引流管，必要时留置多个引流管或行局部置管冲洗，减少毒素吸收。

4. 术后继续抗感染治疗，控制糖尿病等相关疾病，防止脓腔愈合不彻底脓肿复发。

（李承勇）

第八章　泌尿系统梗阻

病例 23　肾盂输尿管连接部狭窄

一、病例摘要

患者：女性，21岁，主因"间断左侧腰痛3个月"就诊。3个月前出现左腰部疼痛，呈阵发性隐痛，无发热、寒战，无尿频、尿急、尿痛，无肉眼血尿。行腹部超声提示左肾积水，行利尿肾图提示总GFR 80.65ml/min，左肾GFR 29.92ml/min，右肾GFR 50.73ml/min。

体格检查：双肾区无叩击痛，沿双侧输尿管走形区无压痛。

辅助检查：血常规、尿常规、血沉等无异常。IVP：左肾盂扩张，左输尿管显影不满意。RP：左肾积水，左肾盂输尿管连接部狭窄。

二、入院诊断

1. 左肾积水。

2. 左肾盂输尿管连接部狭窄。

三、鉴别诊断

1. 单纯性肾囊肿　体积增大时常可触及囊性肿块，发生于任何年龄。尿路造影示肾盂肾盏受压、变形或移位；囊肿穿刺液不含尿液成分；超声检查在肾区出现边缘整齐的圆形透声暗区。

2. 肾周围囊肿　腰部可出现边界不清的囊性肿块。往往有外伤史；肿块活动度差，波动感不明显；尿路造影示肾脏缩小、移位，肾盂肾盏无扩张；超声检查肾周围出现边缘整齐的透声暗区。

四、治疗经过

积极完善相关检查后行左侧肾盂成形术。手术过程：麻妥，留置并夹闭尿管。取右侧卧位，常规消毒铺无菌单。取左侧第十二肋下切口，长约10cm，逐层切开，显露腹膜后间隙。向腹侧推开腹膜，打开肾周筋膜，见左肾体积明显增大，沿腰大肌前方寻得左侧输尿管，继续向上游离，显露肾盂输尿管连接部，此处可见 4mm 明显狭窄。切除狭窄段，修剪肾盂，以 5-0 可吸收线间断缝合肾盂输尿管，置入 F 4.8 D-J 管，挤压膀胱区，可见尿液经由 DJ 管反流，此时开放尿管。继续缝合左肾盂输尿管，使之呈漏斗状。检查吻合口无漏尿，术区无活动性出血，冲洗术野。清点器械纱布无误，另戳口留置腹膜后引流管，逐层关闭切口，术毕。术后顺利，术中失血约 10ml，患者安返病房。术后 4 天拔除左腹膜后引流管，术后 7 天拔除尿管。

五、病例分析

肾盂输尿管连接部梗阻（ureteropelvic junction obstruction, UPJO）是由于各种先天性因素导致肾盂内尿液向输尿管内排泄受阻，伴随肾集合系统扩张并继发肾损害的一类疾病。此疾病多指先天性肾盂输尿管连接部梗阻，是小儿肾积水的主要病因，发病率约为 1/1500，男女比例为 2：1。UPJO 的病因可分为三类，即管腔内狭窄、官腔外压迫和动力性梗阻。该病临床表现主要为患侧腰痛、发热、肉眼血尿等，亦有患者无特殊症状，仅为体检时发现。

辅助检查方面多依靠影像学检查来帮助诊断，常用手段包括：泌尿系超声、泌尿系 CT、泌尿系核磁共振、静脉肾盂造影、排泄性膀胱造影。其中泌尿系超声为最常用的筛查手段，可在胎儿 16～18 周时发现。增强 CT 不仅可以准确测量患肾的积水范围，也可粗略评价患肾功能。而 CTA 更可清楚显示示肾盂输尿管周围骑跨血管类型、大小及与 UPJO 的位置关系。利尿肾图可评价分肾功能和上尿路梗阻与否，是术前及术后评估肾功能的有效手段。

六、病例点评

无症状的 UPJO 可暂时采取动态观察的方式，但是当反复出现腰腹痛、发热、血尿等症状，或发现肾功能持续受损时则应采取外科手段干预。外科手术的目的为解除梗阻，保护肾功能，缓解症状。Anderson-Hynes 离断性肾盂成形术是开放性 UPJO 手术的金标准，此手术成功率约为 98%，并发症发生率约为 13%。随着腔镜技术的发展，现在腹腔镜肾盂成形术及机器人辅助腹腔镜肾盂成形术越来越被广泛地认可和采用，与开放手术相比腔镜手术具有相似的成功率，同时具有创伤小、术后恢复快等优点。而传统腹腔镜手术与机器人辅助腹腔镜手术在成功率、手术时间、术后漏尿、再入院率方面并无差异。目前，由于机器人设备昂贵等因素，国内腹腔镜肾盂成形术的普及率相对较高。与一般的腹腔镜手术相比，腹腔镜肾盂成形术难度较大，不仅需要在镜下进行肾盂离断、裁剪，还要完成肾盂输尿管的吻合，需要娴熟的技术。手术入路分为经腹和经后腹腔途径，两者在手术时间、出血量、术后漏尿等方面无明显差别，术后效果亦相当。

（王振兴）

病例 24　良性前列腺增生

一、病例摘要

患者：男性，61 岁。主因"进行性排尿困难 7 年，加重半年"就诊。患者 7 年前无明显诱因出现排尿困难，伴有排尿踌躇、排尿费力、尿不尽感、尿线变细分叉、尿不尽感，无尿痛、肉眼血尿、发热、腰痛，间断在湘雅医院行相关检查并口服药物治疗，具体药物不详，效果不明显，自行停药。上述症状半年前加重，白天排尿 10 余次，夜尿 4～5 次，未予治疗，现患者为求进一步诊治，入住我科。

患者于 2015 年行双侧下肢静脉结扎术。否认高血压、糖尿病、冠心病等疾病病史；否认肝炎、结核等传染病史，否认外伤史，否认输血史，否认药物、食物过敏史。患者生长于原籍，居于原籍，无烟、酒、药物等嗜好，无冶游史。31 岁结婚，生育 1 子，配偶体健。家族中无与患者类似疾病，无家族遗传倾向的疾病。

体格检查：生命体征平稳。专科检查：双侧腰部曲线对称，双肾区无包块及隆起，双肾区压痛（-），叩击痛（-），沿双侧输尿管走行区深压痛（-），膀胱区（-），叩诊呈浊音。外生殖器：阴毛呈男性型分布，阴茎发育正常，双侧阴囊未触及异常。直肠指诊：前列腺大小约 5.0cm×5.0cm，质韧，中央沟消失，无触压痛，未触及结节状肿物，指套无血染，肛门括约肌张力正常。

辅助检查：①尿常规：白细胞：78 个 / μl，余（-）；②血 PSA：TPSA：24.33 ng/ml，FPSA：20.59ng/ml，TPSA/FPSA：100.65%；③泌尿系超声：双肾位置、形态正常，皮髓质分界清，未见分离，双肾血流信号未见异常；输尿管不扩张；膀胱充盈良好，内壁光滑，排尿后残余尿 4ml，前列腺轮廓清晰，形态饱满，大小约 5.6cm×5.9cm×5.5cm，内腺厚约 4.9cm，前列腺左侧叶囊肿，余（-）；④前列腺核磁：前列腺体积增大，向膀胱内突入，大小约 4.99cm×5.04cm×6.63cm，中央带及移行带内可见多发类圆形异常信号，多数呈长 T_1 短 T_2 信号影，脂肪抑制序列上呈低信号，左侧可见长 T_1、长 T_2 异常信号；外周带内未见明显异常信号；精囊腺形态、信号未见异常；膀胱充盈可，膀胱壁光滑；盆腔内未见明显积液征象，未见明确的肿大淋巴结影；扫描范围见右侧腹股沟区可见团块状异常信号，T_1WI 呈高信号，T_2 压脂呈低信号，与盆腔相通（图 8-1）；⑤尿动力检查：最大尿流率：7.1ml/s，排尿为高压低流模式，考虑膀胱出口梗阻。

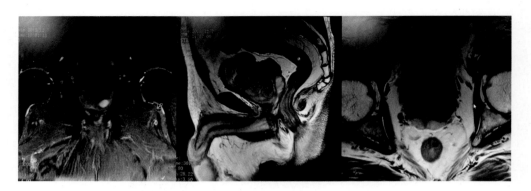

图 8-1　前列腺核磁

二、入院诊断

1．前列腺增生。

2．泌尿道感染。

三、鉴别诊断

1．膀胱颈梗阻　有排尿困难和尿潴留。但此病没有神经系统改变，肛门周围皮肤与会阴部感觉正常。膀胱镜检查可见膀胱颈抬高，组织增生，肥厚。膀胱内小梁改变较神经源性膀胱更为明显。

2．神经源性膀胱　临床多表现为尿频、排尿无力、尿线变细等症状，多伴有大便不畅，既往有糖尿病、脑梗、脊髓病变等，尿动力学检查可以明确诊断。

3．尿道狭窄　患者多由于炎症或长期留置尿管，骨盆骨折，骑跨伤导致的前后尿道损伤引起，尿道造影可帮助明确诊断。

4．前列腺癌　多为老年男性，早期患者可无明显症状，前列腺增大明显时可出现进行性排尿困难，压迫直肠有大便异常等，远处转移者有骨痛、咳嗽、易骨折等，直肠指诊前列腺有硬结，血 PSA 升高，前列腺穿刺活检可以明确诊断。

四、治疗经过

入院后分析患者病情，明确诊断为泌尿系感染、前列腺增生，血 PSA 升高，前列腺癌待除外，先行抗感染治疗，复查 PSA 较前有所下降，但仍然异常增高，前列腺癌仍难以排除，在肠道准备后行超声引导下行经直肠前列腺穿刺活检。病检结果回报：良性前列腺增生。结合泌尿系超声、前列腺 MRI、尿动力学检查等考虑患者为前列腺增生所致的排尿不畅，膀胱收缩力可，为手术适应证，无手术禁忌证，遂在腰麻下行经尿道前列腺电切术（TURP）。麻妥后患者取截石位，常规消毒铺无菌巾。以F26#电切镜经尿道入膀胱，见前列腺各叶明显增大。电切置120W，电凝置80W，以精阜为这段标志。分别电切增大之前列腺中叶，两侧叶、顶部连接处至外科包膜，电凝止血，冲洗膀胱，拔出电切镜，经尿道以F20#三腔尿管入膀胱牵引固定，术终。术程顺利，术中出血量不多，麻醉平稳，术中所切前列腺送病检。术后病情平稳，无并发症，拔除经尿管后排尿较术前明显改善，术后病检回报，良性前列腺增生（图8-2）。

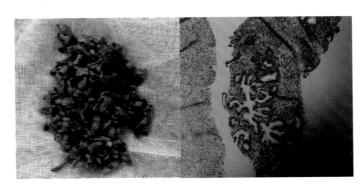

图8-2 术后病检回报

五、病例分析

良性前列腺增生（benign prostatic hyperplasia，BPH）是引起中老年男性排尿障碍原因中最为常见的一种良性疾病。主要表现为组织学上的前列腺间质和腺体成分的增生、解剖学上的前列腺增大、下尿路为主的临床症状以及尿动力学上的膀胱出口梗阻。良性前列腺增生发生的两个必备条件：老年男性和有功能的睾丸存在。前列腺增生增加了尿道阻力，导致了膀胱代偿性功能改变。在膀胱出口阻力增加时为维持排尿，膀胱逼尿肌压力增加，但这是以牺牲正常膀胱储存功能为代价的。梗阻引起的逼尿肌功能改变伴随年龄相关的最令人烦恼的尿频、尿急和夜尿等症状。前列腺增生首先发生于前列腺尿道移行部。

良性前列腺增生的临床表现分为储尿期症状和排尿期症状，这些症状不完全是由膀胱出口梗阻造成的，还与逼尿肌对梗阻的反应和膀胱、膀胱颈、前列腺、尿道之间的相互作用以及中枢神经系统因素有关。BPH的症状分为三大类：储尿期症状（激惹症状）、排尿期症状、排尿后症状。储尿期症状包括尿频、尿急、急迫性尿失禁；排尿期症状包括尿踌躇、尿等待、尿线细、排尿困难和尿滴沥等，排尿后症状有排尿不尽感。BPH如果不积极治疗会导致临床进展，发生膀胱结石、尿路感染、无张力膀胱、尿失禁、肾衰竭、血尿及急性尿潴留等一系列并发症。

六、病例点评

良性前列腺增生（BPH）为泌尿外科常见病。依据病史、体格检查、直肠指诊、尿常规、泌尿系超声、血 PSA、尿动力学检查等辅助检查手段，多可明确诊断。

良性前列腺增生（BPH）治疗包括以下方法。

1. 等待观察，对于症状不明显的患者可以等待观察。同时给予患者宣教、生活方式建议和周期性复查随访。

2. 药物治疗　经过保守治疗，患者临床症状加重，建议患者口服药物治疗。常用药物包括 α-肾上腺素受体阻滞药（如特拉唑嗪、多沙唑嗪、坦索罗辛等），通过阻断 α-受体降低尿道阻力，改善尿流率；5α 还原酶抑制药通过抑制 5α 还原酶的作用降低血清中双氢睾酮的浓度，诱导前列腺上皮细胞凋亡，缩小前列腺体积。

3. 手术治疗　经过正规的药物治疗患者临床症状难以控制，如出现反复尿潴留、反复血尿、残余尿量增加、膀胱结石、继发上尿路出现双肾积水等病情，则建议手术治疗。术式有经尿道前列腺电切术（transurethral resection of prostate, TURP），该术式仍被认为是治疗前列腺增生手术的金标准；另外，还有传统开放手术、经尿道微波治疗、经尿道前列腺针刺消融术、激光治疗、经尿道柱状水囊扩开术等。

（李双平）

病例 25　阴茎硬化性苔藓样变性

一、病例摘要

患者：男性，35 岁，已婚，主因"排尿不畅 20 余年，膀胱造瘘术后 2 个月余"入院。患者 20 年前因反复尿频、尿急、尿痛就诊当地医院诊断为泌尿系感染，予以对症治疗，后出现尿线变细，于 2013 年就诊于当地医院诊断为包茎，尿道狭窄，行包皮环切术，术后排尿困难症状逐渐加重，未治疗；此间断口服抗生素治疗症状略有改善，于 2018 年 1 月就诊我院诊断为尿道狭窄，行膀胱穿刺造瘘术，现为求进一步行尿道手术治疗，再次就诊于我院，门诊以"尿道狭窄、膀胱造瘘术后"收入我科。

否认肝炎结核等传染病史，否认输血史，否认食物、药物过敏史。

体格查体：体温 36.4℃，脉搏 64 次 / 分，呼吸 20 次 / 分，血压 125/67mmHg。患者一般状况好，心肺腹未见明显异常。外生殖器：阴毛呈男性型，阴茎发育正常，冠状沟处包皮肥厚，龟头表明皮肤组织硬化，尿道外口呈针眼状（图 8-3），膀胱区可见造瘘管，双侧阴囊无明显异常。

辅助检查：尿道逆行造影：尿道外口呈针眼状，尿道外口至阴茎阴囊交界处尿道管腔变窄，尿道黏膜毛糙呈锯齿状改变，考虑尿道狭窄（图8-4）。

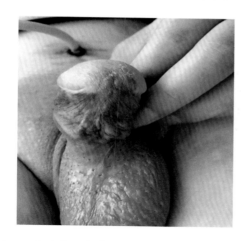

图8-3　龟头表明皮肤组织硬化，尿道外口呈针眼状

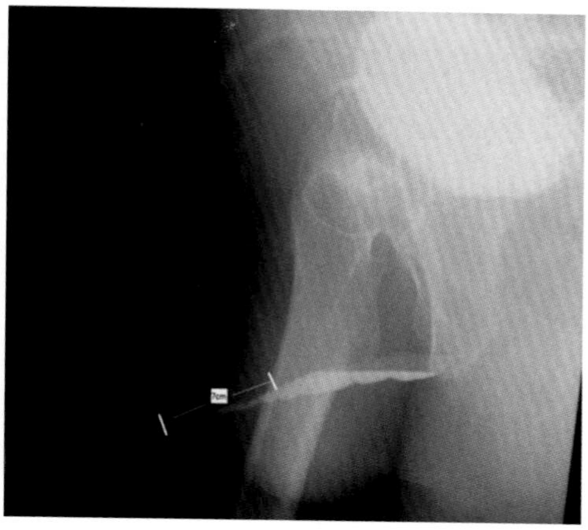

图8-4　尿道逆行造影

二、入院诊断

1. 尿道狭窄。
2. 膀胱造瘘术后。

三、鉴别诊断

1. 前列腺增生　是由于内分泌紊乱所致的老年男性常见疾病，主要是前列腺腺体的增大，突向尿道腔内而致排尿障碍，表现为排尿困难、尿流细弱、不成线、射程短。在老年病例可与尿道狭窄混淆，但常无外伤史、慢性尿道炎病史。直肠指诊可触及表面光滑、质韧、增大的前列腺，其中间沟变浅或消失。膀胱镜检查可见前列腺中叶或两侧叶突入腔内。膀胱尿道造影见膀胱底部抬高，并有负影；后尿道延长、扩大。

2. 膀胱颈挛缩　是膀胱颈部肌肉纤维组织增生所致的尿路梗阻。有排尿困难、尿流细等表现，但无外伤、炎症史。直肠指诊可触及膀胱颈部硬块。尿道探子检查时，通过膀胱颈部处有紧缩感。膀胱镜检查示膀胱颈部环状狭窄，后部堤状隆起，三角区肥厚，膀胱底部凹陷。

四、治疗经过

全身麻醉下行舌黏膜前尿道成形术。手术经过：①麻妥，平卧位，消毒，铺单；②尿道外口狭窄呈针眼状，取阴茎根部弧形切口（图8-5A），将阴茎皮肤环形切开达阴茎白膜处，完全显露阴茎及尿道海绵体，取尿道海绵体左侧切口，将尿道海绵体与阴茎海绵体部分分离，沿尿道一侧将尿道狭窄段纵行切开约6cm至正常尿道处，F-20

尿道探子可从尿道外口近端顺利进入膀胱；③测量尿道狭窄处距龟头距离约 6cm，取右侧舌腹侧游离黏膜条分别约 6.0cm×2.0cm（右侧），将舌腹侧切口及下唇切口间断缝合，将皮片基底部脂肪及腺体组织去除后将皮片修剪整齐，4-0 薇乔线将远端尿道背侧与舌黏膜无张力缝合（图 8-5B）；将舌黏膜固定于阴茎白膜处，将尿道腹侧与舌黏膜条连续缝合至尿道外口，连续缝合固定（图 8-5C）。尿道内留置多孔硅胶尿管，查无明显出血，逐层关闭手术切口，于阴囊根部留置潘氏引流管（图 8-5D）；术后予以抗感染治疗。

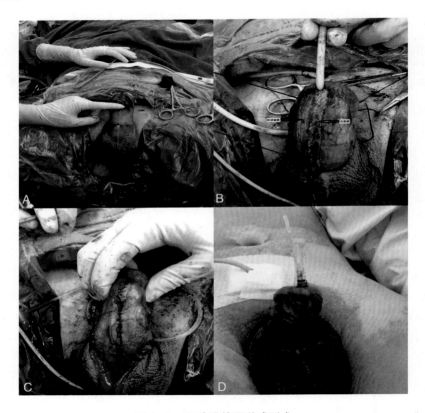

图 8-5　舌黏膜前尿道成形术

五、病例分析

阴茎硬化性苔藓样变性（lichen sclerosus，LS）是一种慢性、由淋巴细胞介导的皮肤疾病，常累及皮肤表面，更多见于男性或女性肛周及生殖器周围组织，过去文献称之为干燥性闭锁性阴茎头炎（balanitis xerotica obliterans，BXO）。该疾病有三部分病变特征组成：阴茎头慢性炎性表现、阴茎头皮肤干燥样外观、阴茎头皮下小动脉内膜炎表现。1887 年，Hallopeau 最先报道该疾病。1892 年，Darier 首先描述了该病的病理特征。1995 年，美国皮肤病学会将 LS 确定为该病的专业用语。近期的大量文献已使用 LS 替代 BXO。

LS 起病隐袭，早期无明显症状，初期可累及包皮和阴茎头，患者自觉病变处瘙痒、疼痛、烧灼或针刺感，包皮内板及阴茎头处黏膜皮肤肥厚浸润，色泽微红，包皮难以褪下；进展期包皮内板反复溃疡形成。可伴有脓性分泌物，继之局部黏膜干燥萎缩，阴茎头及尿道口出现类似 Queyrat 红斑，扁平苔藓，白斑和硬皮样变；斑块融合后病变处失去弹性，性生活时容易造成包皮破裂，这种长期的慢性刺激也可能是引起阴茎鳞状细胞癌的一种假说。随着疾病进展，可进一步影响尿道外口，并侵犯远端尿道和阴茎皮肤，出现排尿相关症状，尿流变细和排尿困难是常见的主诉。LS 病变造成的瘢痕或周围组织病理变化可导致尿道破坏，并使生活质量下降。

LS 的病理诊断依据为上皮间质病变，表现为过度角化，上皮层变薄、变钝或消失，基底细胞空泡样变，上皮下层水肿，胶原均质化以及弥漫性血管周围淋巴细胞浸润。临床上的典型表现为阴茎头皮肤增厚，有白斑并向尿道外口内延伸，尿道外口呈瘢痕性狭窄。

硬化性苔藓样变（lichen sclerosus, LS）治疗目标是减轻局部症状及缓解疾病所引起的不适，阻止疾病进展，如尿道狭窄形成，防止组织恶变。局部类固醇药物治疗可减缓疾病的自然进程。尿道狭窄患者应根据其年龄、健康状况和疾病的发展情况进行合适的重建方法进行治疗。

LS 相关次全尿道狭窄的治疗较为棘手，应用游离移植物是目前治疗 LS 前尿道狭窄的有效治疗方法。重建尿道所需的替代物组织种类较多，但目前报道最多的是采用口腔黏膜、颊黏膜及舌黏膜，具有取材方便及黏膜移植片有较少的移植物挛缩、可靠的血管形成等良好特性，成为目前尿道重建的理想替代材料。

六、病例点评

1. 该病例既往曾有反复下尿路感染病史，5 年前曾诊断为包茎，因排尿困难行包皮环切术，术后可见包皮肥厚，龟头变硬，表明粗糙。诊断依靠典型的病史、临床特点、典型体征诊断并不困难。对于合并包茎患者，应尽早积极行包皮环切术，术后予以类固醇激素治疗，防止进一步形成尿道狭窄，该病关键在早期诊断，积极治疗。LS 早期，尿道受损并不明显，易误诊，如包茎患者出现龟头处变硬，局部皮肤表面粗糙，弹性消失应联想到本病的可能，密切观察。积极予以药物干预可取得良好疗效。

2. 该病如发现尿道外口狭窄，应积极行尿道外口切开，防止尿道内压力增高，尿外渗进一步使尿道狭窄加重，或扩展尿道治疗可形成严重的次全尿道狭窄。

3. 手术时机的选择是治疗的关键，尿道狭窄一经确诊应积极手术治疗，尿道重建替代物的选择是手术成功的关键，目前黏膜替代是治疗 LS 尿道狭窄的重要手段，黏膜选择种类较多，舌黏膜、颊黏膜、膀胱黏膜、结肠黏膜等，其中舌黏膜及颊黏膜更为推荐。但包皮皮瓣及阴囊皮瓣因术后尿道再次狭窄率高而不推荐使用，临床医师应高度重视。

（李承勇）

病例 26　女性尿道狭窄

一、病例摘要

患者：女性，37 岁，已婚。排尿困难 10 年余，加重 3 个月，于 2018 年 7 月 2 日常诊入院。患者于 10 年前无明显诱因出现排尿不畅，近 3 个月排尿困难症状加重，呈滴沥状。于 6 月 27 日就诊于当地县人民医院，予以留置 F14 尿管失败，患者为求进一步诊治入住我科。患者自发病以来，精神、睡眠可，食欲正常，大便正常，体重无明显变化。

既往体健，否认高血压、糖尿病病史，无腰椎及盆腔手术史无外伤史。

体格检查：体温 36.8℃，脉搏 74 次 / 分，呼吸 20 次 / 分，血压 123/61mmHg，身高 150cm，体重 59kg。双侧腰部曲线对称，未见局限性隆起，双肾区未触及包块状肿物，双肾叩击痛（-），双侧各输尿管点无压痛，膀胱可见局限性隆起，叩诊浊音，压痛（-）。外生殖器：尿道外口位置正常，尿道口明显狭窄，F14 尿道探条通过失败。

辅助检查：泌尿系彩超（2018 年 6 月 27 日，娄烦县人民医院）：膀胱过度充盈，膀胱内点状强回声漂浮，膀胱内未见肿瘤、憩室及结石形成。

二、入院诊断

1. 尿道狭窄。
2. 慢性尿潴留。

三、鉴别诊断

1. **膀胱颈挛缩**　是膀胱颈部肌肉纤维组织增生所致的尿路梗阻。有排尿困难、尿流细等表现，但无外伤、炎症史。直肠指诊可触及膀胱颈部硬块。尿道探子检查时，通过膀胱颈部处有紧缩感。膀胱镜检查示膀胱颈部环状狭窄，后部堤状隆起，三角区肥厚，膀胱底部凹陷。

2. **尿道肿瘤**　尿道肿瘤往往引起排尿困难、尿流细等排尿障碍的表现，但常为进行性加重，多伴有尿道血性分泌物、初血尿。无外伤史或炎症史。沿尿道触诊或直肠指诊时可触及尿道局部肿块，有压痛，或可见肿块显露于尿道口。尿道造影可显示尿道充盈缺损。尿道镜检查可见肿瘤。必要时取活组织检查。

四、治疗经过

入院后积极完善相关术前检查，急诊行膀胱穿刺造瘘术，缓解尿潴留症状，于1周后在腰麻下行尿道成形术手术。麻妥后患者取截石位，常规消毒铺无菌巾，可见患者尿道口狭窄，取阴道与尿道中间横行切口约3cm，游离尿道下缘约4cm，取尿道6点处纵行劈开尿道，直至正常尿道（狭窄段约3.5cm），取26F尿道探子顺利通过。留置20F双腔尿管。于阴道前壁位置纵行劈开阴道黏膜（长约3.5cm，宽约2.0cm）翻转覆盖于尿道基底，与劈开之尿道两边缘间断缝合，依次缝合切口，查无出血点，再次碘伏消毒，术毕，术后予以抗感染对症治疗，术后3周拔除尿管后排尿通畅。

五、病例分析

女性尿道狭窄（female urethral stricture，FUS）属于少见的泌尿系统疾病，症状大多表现为尿频、尿急、排尿困难、排尿等待、尿线变细、尿不尽感及反复发作的尿路感染等。FUS的病因包括医源性损伤、外伤、感染、放射性损伤及特发性。其中医源性损伤及阴道分娩所致的外伤是尿道狭窄最常见的原因，分别占42%和15%。女性尿道解剖特点为尿道长度较短，位置较深，邻近组织解剖结构复杂，在疾病的手术治疗上较为棘手。国外有报道FUS患者无法留置＞F14导尿管为诊断条件之一。

目前FUS的治疗方法包括尿道扩张、尿道内切开和尿道扩大成形术，尿道扩张虽然是FUS的一线治疗，但是＞50%的患者可能仍需后续干预，尿道扩张在复发性尿道狭窄患者的比例更高，可达到73%。重复的尿道扩张更易造成尿道损伤，引起瘢痕形成，加重尿道狭窄的发生，故复发性尿道狭窄患者不推荐尿道扩张术。尿道内切开存在复发及尿失禁等风险，因此尿道成形术可能是治疗FUS更好的选择。

在复发性和难治性尿道狭窄中尿道成形术的成功率达80%～100%。游离移植物和皮瓣是女性尿道成形术中常用的替代材料。目前用于女性尿道成形的游离移植物包括阴道壁、颊黏膜、舌黏膜、阴唇、膀胱黏膜等；而皮瓣往往采用带蒂皮瓣，可制作皮瓣的部位包括阴道前庭、阴道壁、阴唇等。带蒂的阴道皮瓣修复尿道。其优点在于：阴道皮瓣属于湿性皮肤，无毛，有弹性，距离尿道较近，皮片面积大，取材方便，且皮瓣血供良好，成活率高，有利于吻合口的愈合。

六、病例点评

1. 该病例存在长期排尿困难病史，然后进展至尿潴留，女性尿道狭窄多以继发性改变多见（如外伤、医源性损伤、放射治疗后），但原发性女性尿道狭窄较少见。诊断依靠典型的病史、临床特点、典型体征诊断并不困难。对于继发于其他疾病者，应注意详细询问病史及诱发因素。关键在早期诊断，积极治疗。

2．目前 FUS 的治疗方法包括尿道扩张、尿道内切开和尿道扩大成形术，尿道扩张虽然是 FUS 的一线治疗，但是尿道扩张治疗效果较差，且反复扩张易形成尿道瘢痕，加重尿道狭窄，故不予以推荐。尿道内切开适用于膀胱颈梗阻患者，且术后易发生尿失禁。在复发性和难治性尿道狭窄中，尿道成形术的成功率最高。

3．尿道重建替代物的选择是手术成功的关键，目前黏膜替代是治疗女性尿道狭窄的重要手段，黏膜选择种类较多，目前用于女性尿道成形的游离移植物包括阴道壁、颊黏膜、舌黏膜、阴唇、膀胱黏膜等；而皮瓣往往采用带蒂皮瓣；该病例尿道狭窄段较长，狭窄程度较严重，故选用阴道前壁带蒂皮瓣尿道成形术，术后皮瓣较容易成活，手术成功率较高。

（李承勇）

病例 27 尿道憩室

一、病例摘要

患者：女性，46 岁，已婚，尿频、尿急、尿末滴沥、性交疼痛 1 年，加重 3 个月。患者于 1 年前无明显诱因出现尿频、尿急伴性交疼痛，近 3 个月症状明显加重，就诊于当地县人民医院，予以抗感染、对症治疗失败，患者为求进一步诊治入住我科。患者自发病以来，精神、睡眠可，食欲正常，大便正常，体重无明显变化。

既往体健，否认高血压、糖尿病病史，无腰椎及盆腔手术史无外伤史。

体格检查：体温 36.8℃，脉搏 74 次／分，呼吸 20 次／分，血压 123/61mmHg，身高 150cm，体重 55kg。双侧腰部曲线对称，未见局限性隆起，双肾区未触及包块状肿物，双肾叩击痛（－），双侧各输尿管点无压痛，膀胱可见局限性隆起，叩诊浊音，压痛（－）。外生殖器：尿道外口位置正常，尿道与阴道之间可见大小约 2cm×1.5cm 囊性肿物，棉棒挤压尿道外口可见脓性分泌物排出。

辅助检查：阴道超声：阴道前方可见一大小约 1.8cm×2.0cm 液性区域，膀胱内未见肿瘤、憩室及结石形成。

二、入院诊断

尿道憩室。

三、鉴别诊断

本病需要与膀胱颈挛缩、尿道肿瘤等疾病相鉴别，见"病例26　女性尿道狭窄"。

四、治疗经过

入院后积极完善相关术前检查，在腰麻下行尿道憩室切除术手术。腰麻后患者取截石位，常规消毒铺无菌巾，留置尿管放空膀胱。取5ml生理盐水肾上腺素混合溶液注入阴道前壁，形成一水垫。沿水垫将阴道前壁与尿道分开，在阴道前壁做"U"形切口，在切口两侧的阴道黏膜下进行钝性分离，动作轻缓。按步骤逐层分离阴道前壁，直至可见膀胱憩室囊壁，继续沿憩室周围分离组织，避免损伤憩室囊壁，分离后完整切除憩室。用4-0可吸收缝线从基底部逐步关闭创面，缝合阴道皮瓣。术后标本送病理检验。碘伏纱布置入阴道压迫伤口，并于术后1天拿出，予以阴道清洁擦洗，术后1周后拔除尿管。

五、病例分析

尿道憩室多数是由于尿道旁腺体的慢性堵塞或反复炎症引起的腺体破溃开口进入尿道是其主要的发病机制。部分罕见的先天性尿道憩室则会在患者年轻的时候表现出来，研究认为是由于胚胎发育时中肾管的残余引起。此患者较年轻（46岁），憩室位于尿道外口，体积较大，表现为排尿后淋漓不尽感、排尿困难和性交困难的典型的三联征。然而，有研究发现仅20%的患者出现这种典型的症状，而更多的患者表现为各种复杂的下尿路症状合并尿道阴道的不适感。尿道憩室治疗的最有效的方法是行尿道憩室切除术。

六、病例点评

女性尿道憩室是一种发病率较低，但临床易被忽视的疾病。尿道憩室是一种位于尿道周围与尿道相通的囊性腔隙病变，多发于30～50岁的女性，发病率0.2%～6%。由于其发病隐匿，易被患者所忽视，多数患者因合并出现各种复杂下尿路症状才前来就诊，部分社区医院甚至将该病患者以尿路感染进行长时间的治疗，最终发现症状难以控制或极易反复。盆腔磁共振是诊断重要方法，而盆底超声可以作为该病极优的辅助诊断手段。经阴道尿道憩室切除术是该病的主要治疗方式。部分复杂的尿道憩室，手术难度大，术后甚至会出现尿道阴道瘘等严重的并发症需要临床医师对该病有着较强的认识，避免过度检查和治疗。目前对于该病的确诊依赖影像学的检查，对于诊断明确的患者，可尽早行经阴道尿道憩室切除手术治疗，效果好，并发症少，减少恶变的可能性。

（李承勇）

第九章　尿石症

病例 28　肾结石

一、病例摘要

患者：男性，43 岁。主因"右侧腰腹部疼痛 1 天"入院。患者于 1 天前无明显诱因出现右侧腰腹部疼痛，伴发热，体温最高达 39.5℃，无尿频、尿急、尿痛，无恶心、呕吐，无肉眼血尿，于当地医院行泌尿系彩超及 CT 示右肾结石、右输尿管结石，为求进一步诊治，就诊于山西医科大学第二医院泌尿外科门诊，门诊以"右肾结石、右输尿管结石、右肾积水伴感染"收入我科。自发病以来，食欲、精神、睡眠可，大小便正常，体重无减轻。

患者既往体健。否认高血压、冠心病、糖尿病，否认肝炎、结核等传染病史，否认手术、外伤史，否认输血史，否认食物过敏史。生于原籍，现居于朔州市，未到过疫区，无有害及放射物接触史，无烟、酒、药物等嗜好，无冶游史。23 岁结婚，生育 1 子 1 女，配偶体健。父母体健，兄弟姐妹均体健，子女均体健，无与患者类似疾病，无家族遗传倾向。

体格检查：体温 37.7℃，脉搏 84 次 / 分，呼吸 20 次 / 分，血压 119/81mmHg。双侧腰曲线存在对称，右肾区叩击痛（+）；左肾区肾区压痛（-），叩击痛（-），双侧输尿管走行区深压痛（-）；膀胱区无明显膨隆，压痛（-），无肌紧张；阴毛呈男性分布；双侧阴囊无明显肿大，双侧睾丸、附睾及精索未见异常。

辅助检查：血常规：白细胞数 $13.15×10^9/L$，中性粒细胞绝对值 $12.37×10^9/L$，中性粒细胞百分比 94.10%，C 反应蛋白：78.52mg/L。尿常规：尿潜血（+++），白细胞（++），蛋白质（++），镜检红细胞 3330 个 / μl，镜检白细胞 1941 个 / μl。泌尿系彩超：右肾多发结石、右肾积水，右侧输尿管上段扩张，右输尿管结石。泌尿系 CT：右肾多发结石、右肾积水，右肾盂周围渗液，右侧输尿管上段扩张，右输尿管上段、下段结石（图9-1）。

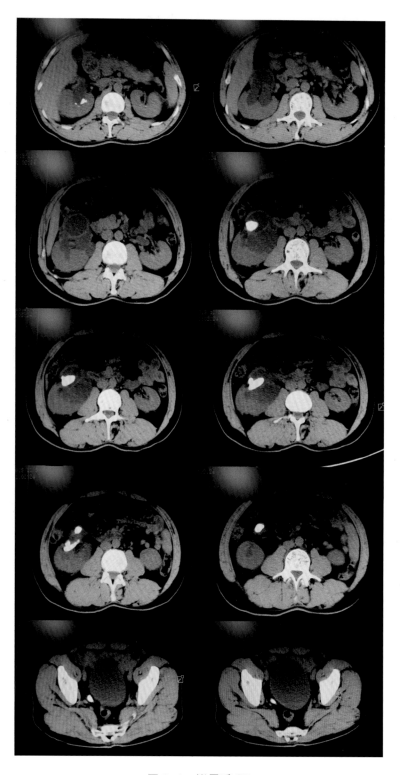

图 9-1 泌尿系 CT

二、入院诊断

1. 右肾多发结石。
2. 右输尿管多发结石。
3. 右肾积水伴感染。
4. 肾功能不全。

三、鉴别诊断

1. 急性胆绞痛 临床表现为发作性右上腹疼痛，易与右侧肾绞痛相混淆，但有右上腹局限性压痛，反跳痛及肌紧张，肝区明显叩击痛，可触及肿大的胆囊，墨菲征阳性；尿常规无异常。两者在 X 线片上均有不透光阴影，有时容易混淆。CT 可以鉴别。

2. 肾盂肾炎 可以表现为腰痛及血尿症状。但多见于女性，无发作性疼痛或活动后疼痛加重的病史；尿液检查可发现多量蛋白，脓细胞及其管型；尿路平片肾区无结石影像，超声检查无强回声光点及声影。

3. 腹腔内淋巴结钙化 若位于肾区，可误认为本病。但钙化一般为多发、散在，很少局限于肾区，其密度不均匀呈斑点状；尿路造影肾盂肾盏形态正常，侧位片位于肾区阴影之外。超声检查，钙化灶位于肾脏之外，不随呼吸运动而改变其位置。

4. 肾钙质沉着症 B 型超声检查肾实质有强光团。但无声影。X 线检查可见肾脏钙化影像，但肾钙质沉着症多发生于有血钙升高的患者，如甲状旁腺功能亢进患者。钙质广泛沉淀在肾实质内，呈斑点、片状或羽毛状弥散分布，双肾对称。

四、治疗经过

患者入院后予以抗感染、补液、对症等治疗，效果欠佳，患者出现寒战、高热、心率加快，体温最高达 40℃，心率达 150 次，考虑尿源性脓毒血症，抽取血尿培养后，予以补液、抗感染（静脉输注美罗培南）、纠正酸中毒、糖皮质激素、抑酸预防应激性溃疡等治疗。考虑患者病因是右肾、右输尿管结石导致右肾积水合并感染，外科治疗是关键，遂在超声引导下行右肾盂穿刺造瘘术，留置造瘘管引流尿液。经过上述治疗后患者病情渐平稳。体温、心率逐渐降至正常，血常规、肾功能、尿常规渐转为正常。患者病情平稳后，输尿管镜右侧输尿管下段结石在全麻下行"钬激光碎石术+经皮肾镜右肾、右输尿管上段结石钬激光碎石术"。术程顺利，术后恢复良好。

出院诊断：右肾多发结石、右输尿管多发结石、右肾积水伴感染、尿源性脓毒血症、肾功能不全。

五、病例分析

肾结石按照结石所处具体解剖部位分为肾盂结石和肾盏结石（肾上、中、下盏结石）。充满肾盂或者全部肾盏的分支状结石，因形似鹿角故命名为鹿角形结石。肾结石临床表现有：①疼痛：肾区、腰部、肋腹部疼痛有时伴有输尿管行径疼痛。疼痛程度取决于结石大小和所在位置，大结石活动度小、痛感轻，表现为钝痛、隐痛或者无痛；小结石活动度大，常引起绞痛。如果小的肾结石排入输尿管可能引发肾绞痛。肾绞痛，阵发性发作，疼痛沿输尿管行径放射至同侧下腹部，上段输尿管结石伴有恶心、呕吐；下段结石引起的疼痛位于下腹部向同侧腹股沟、阴囊、大阴唇放射；结石位于膀胱壁间段时可表现为耻骨上区疼痛伴有膀胱刺激征，并向尿道及阴茎头放射；②血尿：90%的患者有肉眼或者镜下血尿，有时活动后镜下血尿为患者唯一的临床表现；③感染：部分肾结石可并发尿路感染或者本身即感染性结石，一般有尿频、尿急、尿痛等膀胱刺激征；如果引起急性肾盂肾炎或者脓肾时会有寒战、高热，严重时出现血压下降等感染性休克表现；④排尿时结石排出体外。

六、病例点评

肾结石为泌尿外科常见病。依据病史、体格检查、尿常规、泌尿系超声、KUB、CT、IVP 等辅助检查手段，多不难诊断。肾结石的治疗包括：①保守对症治疗：对于直径＜0.6cm 的表面光滑的结石；尿路无梗阻；结石未引起尿路完全梗阻，停留于局部少于 2 周；纯尿酸或胱氨酸结石；经皮肾镜、输尿管镜碎石术后以及 ESWL 术后的辅助治疗。排石疗法包括一般疗法、中医中药、溶石疗法和中西医结合等方法。建议排石 1～2 个月；②体外冲击波碎石术：最佳适应证为 0.5～2cm 的肾结石。禁忌证：孕妇、远端尿路梗阻、凝血异常、严重心率失常、急性尿路感染、血肌酐＞256μmmol/L、严重骨骼畸形和肥胖难以定位、肠道异位等；③经皮肾镜碎石术：主要用于处理复杂肾结石，如＞2cm 的肾结石、鹿角状结石、多发性肾结石、ESWL 难以粉碎及治疗失败的结石、有症状的肾盏或憩室内结石。禁忌证包括：未纠正的凝血异常、严重心脏疾患和肺功能不全、无法承受手术者及未控制的糖尿病和高血压病。服用阿司匹林、华法林等药物者，需要停药 1～2 周，复查凝血正常后再行手术；④输尿管镜碎石术；⑤腹腔镜和开放手术；⑥溶石治疗。

（李双平）

病例 29 输尿管结石

一、病例摘要

患者：男性，55 岁，主因"右侧腰背部憋困 6 个月"就诊。患者 6 个月前无明显诱因出现右侧腰背部憋困，无尿频、尿急、尿痛等不适，未予重视，7 天前检查发现左肾积水，进一步行静脉肾盂造影示右侧输尿管结石，右肾积水，为求进一步诊治，入住我科。患者自发病以来，精神、食欲可，睡眠佳，大、小便正常，体重未见明显变化。

既往无高血压、糖尿病、冠心病等病史；否认肝炎、结核等传染病史，8 年前在太原市第二人民医院行右侧锁骨手术，否认输血史，否认药物、食物过敏史。生长于原籍，未到过疫区，无有害及放射物接触史，吸烟 30 年，1 包 / 天。无酒、药物等不良嗜好。无冶游史。32 岁结婚，生育 1 女，配偶体健。家族中无与患者类似疾病，无家族遗传倾向的疾病。

体格检查：生命体征平稳，双肾区叩痛（-），双侧输尿管未及压痛，膀胱区无明显膨隆，外生殖器发育正常。

辅助检查：泌尿系彩超：右肾积水，右侧输尿管上段扩张，右肾囊肿。泌尿系平片（KUB）：平第四腰椎右侧横突处可见高密度影（图 9-2）静脉肾盂造影：左侧肾盂输尿管未见异常，平第三、四腰椎间隙右侧可见高密度影，该处近段输尿管扩张，该处远段输尿管显影差，右肾盂肾盏扩张积水（图 9-3）。

腹部 CT 平扫：右肾盂积水，右输尿管上段扩张，右侧输尿管上段高密度影，CT 值为 430HU（图 9-4）。

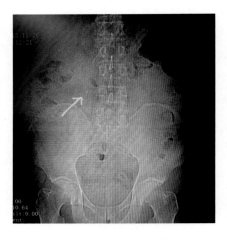

图 9-2 泌尿系平片

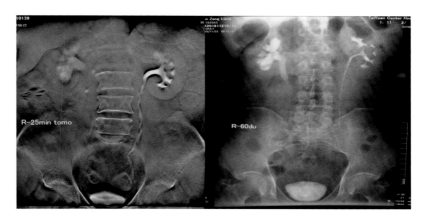

图 9-3　静脉肾盂造影

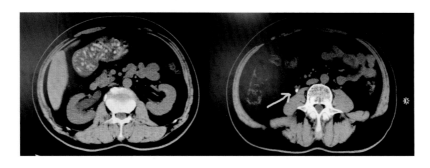

图 9-4　腹部 CT 平扫

二、入院诊断

右输尿管结石。

三、鉴别诊断

1. 腹腔淋巴结钙化　两者在 X 线片上均有不透光阴影，有时容易混淆。CT 可以鉴别，输尿管结石位于输尿管走行区。

2. 输尿管肿瘤　输尿管结石和输尿管肿瘤两者均存在输尿管梗阻、积水。输尿管肿瘤多为中老年患者，少有肾绞痛，以间歇、无痛、全程、肉眼血尿多见。输尿管结石多为中青年患者，多有肾绞痛。CT 输尿管肿瘤为输尿管内异常软组织影，而输尿管结石为输尿管内极高密度影可以鉴别。

四、治疗经过

入院后完善相关检查，明确诊断，在全麻下行输尿管镜右侧输尿管结石钬激光碎石术。麻妥后患者取截石位，常规消毒，铺无菌单后，经尿道置入输尿管镜，在导丝引导下输尿管镜进入右侧输尿管口，缓慢进境，顺利到达结石部位，应用钬激光将结石击碎，留置输尿管支架管，过程顺利，术毕，患者安返病房。

出院诊断：右侧输尿管结石。

五、病例分析

原发输尿管结石少见，输尿管结石多数是肾结石排出过程中受阻在输尿管狭窄处所发生的，如果受阻时间长则会在停留处长大。输尿管结石临床表现有：①疼痛，即肾绞痛，阵发性发作，疼痛沿输尿管行径放射至同侧下腹部，上段输尿管结石伴有恶心、呕吐；下段结石引起的疼痛位于下腹部向同侧腹股沟、阴囊、大阴唇放射；结石位于膀胱壁间段时可表现为耻骨上区疼痛伴有膀胱刺激征，并向尿道及阴茎头放射；②血尿：90%的患者有肉眼或者镜下血尿，有时活动后镜下血尿为患者唯一的临床表现；③膀胱刺激征；④结石合并感染时可有寒战、高热，严重时出现血压下降等感染性休克表现。双侧输尿管结石致双侧输尿管梗阻时可表现为无尿；⑤排尿时结石排出体外。

六、病例点评

输尿管结石为泌尿外科常见病。依据病史、体格检查、尿常规、泌尿系超声、KUB、CT、IVP 等辅助检查手段，多不难诊断。输尿管结石的治疗包括：①肾绞痛的治疗：镇痛、解痉，必要时 ESWL、输尿管支架管置入、输尿管镜碎石、经皮肾镜碎石、肾造瘘等；②排石治疗：多饮水，多活动，辅以排石药物；③ ESWL；④输尿管镜碎石术；⑤经皮肾镜碎石术；⑥腹腔镜和开放手术。

（李双平）

病例 30　膀胱结石

一、病例摘要

患者：女性，52 岁。主因"间断尿频、尿痛 2 年余，加重伴尿流中断半年"入院。患者于 2 年前无明显诱因出现尿频、尿急、尿痛，无发热、血尿、腰痛、恶心、下腹部憋胀、全身水肿等症状，自行口服药物治疗（具体不详），效果一般。半年前上述症状加重，出现尿流中断，运动时伴有下腹部不适，无发热、腰痛、恶心等症状。就诊于当地医院，诊断"膀胱结石"，给予静脉输注左氧氟沙星 1 周，后间断口服左氧氟沙星片，上述症状无明显缓解。为求进一步治疗，就诊于我院门诊，以"膀胱结石"收住我科。患者自发病以来，精神可，食欲佳，睡眠佳，大便正常，小便如上，体重正常。

　　既往无高血压、心脏病、糖尿病史；否认肝炎、结核等传染病史，有剖宫产手术史。于20余年前放置宫内节育器，之后曾取节育器，被告知节育器滞留，未做特殊处理。无外伤史，有输血史，否认食物、药物过敏史。无特殊不良嗜好。25岁结婚，生育2子，配偶患糖尿病、高血压。家族中无与患者类似疾病，无家族遗传倾向的疾病。

　　体格检查：生命体征平稳，双肾区叩痛（-），双侧输尿管未及压痛，膀胱区无明显膨隆，外生殖器发育正常。

　　辅助检查：①尿常规：白细胞（+++），镜检白细胞284个／μl；②泌尿系彩超示：双肾、输尿管未见异常，膀胱内可见两个强回声，后伴有声影，最大约2.5cm×2.8cm，提示多发结石；③骨盆区平片（图9-5）：膀胱区高密度影，膀胱结石可能；④泌尿系CT示（图9-6）：膀胱内多发高密度影，提示膀胱结石；⑤膀胱镜检查：膀胱黏膜充血，未见肿物、未见溃疡、双侧输尿管口清晰，可见喷尿，膀胱内可见2枚结石，大小均约2.5cm，颜色偏白，表面欠光滑，其中一枚形态不规则，呈锤子状。结合患者有节育环滞留病史，考虑为节育环移位，伴结石形成（图9-7）。

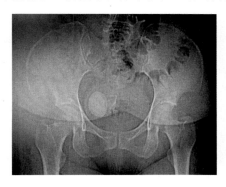　　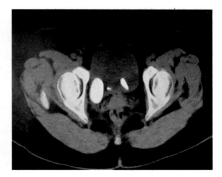

图9-5　骨盆区平片　　　　　　　图9-6　泌尿系CT

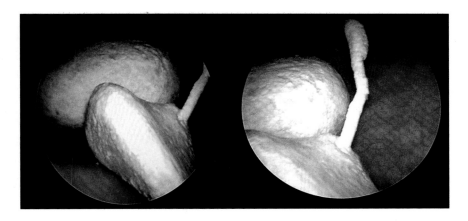

图9-7　膀胱镜

二、术前诊断

膀胱结石。

三、鉴别诊断

1. 膀胱异物　可以引起排尿困难，尿频、尿急、尿痛和血尿。有膀胱异物置入史，但多掩盖病史，需要仔细询问。膀胱镜是主要鉴别手段，可以直接看到异物的性质、形状和大小。膀胱区平片可见不透光的异物，有鉴别诊断价值。

2. 尿道结石　主要来源于上尿路，下行嵌顿于尿道。有排尿困难、排尿疼痛、排尿中断和梗阻。尿道结石常嵌顿于后尿道和舟状窝，后者可以触到。用金属探杆可以碰到结石，并有碰撞感。尿道前后位及斜位 X 线片，可以看到不透光阴影，呈圆形或者卵圆形，一般如花生米大小。

3. 膀胱肿瘤　表面有钙质沉着时，超声有时有强回声，伴有声影，但不随体位改变而移动，膀胱镜检查可以明确诊断。

四、治疗经过

患者入院后完善相关检查，明确诊断后，在腰麻下行"膀胱结石钬激光碎石术＋膀胱异物取出术"。麻妥，截石位，常规消毒铺无菌单，以膀胱镜经尿道插入膀胱，观察膀胱内可见 2 枚结石，大小均约 2.5cm，颜色偏白，表面欠光滑，其中一枚形态不规则，呈锤子状，膀胱黏膜无明显水肿、充血，双侧输尿管口清晰可见。以钬激光碎石系统将结石逐步粉碎呈小颗粒状，粉碎不规则结石后可见其内有一长约 2cm 棒状异物，用Ellick 冲洗器将结石碎块吸出，用膀胱异物钳夹出膀胱内异物，检查无较明显结石碎块残留，拔出膀胱镜，置 F22 三腔尿管，持续冲洗，冲洗液清。术毕，患者安返病房。

五、病例分析

原发性膀胱结石较少见，多发生于男孩，与低蛋白血症、低磷酸盐饮食有关，少数发生在成人，可能与机体脱水和钙代谢异常有关。继发性膀胱结石常发生于良性前列腺增生、膀胱憩室、神经源性膀胱、尿道狭窄、膀胱内异物和感染，以及肾、输尿管结石排入膀胱。典型症状为排尿中断，疼痛向会阴部和阴茎头放射，伴排尿困难、终末血尿、尿频和尿急。若结石持续嵌顿于膀胱颈部，可发生急性尿潴留。男孩在发病时常用手牵拉或揉搓阴茎，跑跳或者改变体位，以排出尿液及缓解疼痛。

六、病例点评

膀胱结石为泌尿外科常见疾病，依据病史、超声、KUB、CT、膀胱镜等检查多可明确诊断。治疗原则：一是取出结石；二是纠正形成结石的原因。膀胱结石的治疗包括内镜手术、开放性手术和 ESWL。

1. 腔内治疗是目前治疗膀胱结石的主要方法，可以同时处理下尿路梗阻病变，如前列腺增生等。具体术式有经尿道激光碎石术、经尿道气压弹道碎石术、经尿道机械碎石术、经尿道膀胱超声碎石术、经尿道液电碎石术。

2. 儿童膀胱结石多为原发性结石，可以选择 ESWL；成人原发性结石较小，也可以采用 ESWL 治疗。

3. 膀胱结石开放手术治疗不应作为首选治疗，相对适应证：①较为复杂的儿童膀胱结石；②巨大结石；③严重的前列腺增生或者尿道狭窄者；④膀胱憩室内结石；⑤膀胱内围绕异物形成的大结石；⑥同时合并需要开放手术的疾患，如膀胱肿瘤等。合并严重内科疾患的膀胱结石患者，可以先行导尿或者膀胱穿刺造瘘，待内科疾患好转后再行治疗。

（李双平）

病例 31　尿道结石

一、病例摘要

患者：男性，26 岁，主因"腰椎骨折伴截瘫术后 2 年，体检发现尿道结石 1 年余"入院。患者于 2014 年工作时受伤致 $L_{2、3、4}$ 椎体骨折，伴截瘫，大便失禁，小便感觉减退，排尿时需增加腹压辅助排尿，于 1 年前体检时发现尿道结石，无尿线变细，尿频、尿不尽等不适感，故未予处理。于 2016 年 8 月 3 日行泌尿系彩超示：膀胱炎，后尿道前列腺段结石可能，膀胱残余尿量约 151.3ml。患者为求进一步诊治，来我院住我科。患者自发病以来患者精神食欲好，大便失禁需借助缓泻药物促进排便，睡眠可，体重无明显变化。

既往体健，否认肝炎、结核、等传染病史，否认糖尿病、高血压病史。于 2014 年行右股骨骨折手术、腰椎骨折手术，有输血史。否认食物、药物过敏史。患者生于原籍未到过疫区，无有害及放射物接触史，无不良嗜好，无冶游史。患者已婚，生育 1 子，配偶体健。家族中无与患者类似疾病，无家族遗传倾向的疾病。

体格检查：生命体征平稳，双肾区叩痛（-），双侧输尿管未及压痛，膀胱区无明显膨隆，外生殖器发育正常。

辅助检查：①尿常规：镜检 WBC：23/HP；②泌尿系超声：膀胱炎，后尿道前列腺段结石可能，膀胱残余尿量约 151.3ml（图 9-8）。

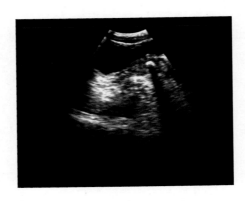

图 9-8　泌尿系超声

二、入院诊断

1．尿道结石。

2．陈旧性腰椎骨折。

3．截瘫。

三、鉴别诊断

1．尿道狭窄　临床表现为尿线变细，伴或不伴尿痛，或完全不能排尿，既往有尿道感染史或外伤史，尿道造影或者尿道镜可明确。

2．神经源性膀胱　临床多表现为尿频、排尿无力、尿线变细等症状，多伴有大便不畅，既往有糖尿病、脑梗、脊髓病变等，尿动力学检查可以明确诊断。

四、治疗经过

患者入院后完善相关检查，明确诊断，考虑为手术适应证，无手术禁忌证，行"经尿道结石钬激光碎石术"。患者取截石位，消毒铺单。输尿管镜置入尿道，于尿道前列腺部可见一大小约 1.0cm×1.0cm 结石，表面欠光滑，将结石推入膀胱，检查膀胱，见膀胱黏膜粉白，未见肿物，双侧输尿管口清晰，可见喷尿。以钬激光逐渐将结石击碎为＜3mm 碎块，用取石钳将结石碎块取出。检查无较明显结石碎块残留，拔出输尿管镜，置 F18 三腔尿管，持续冲洗，冲洗液清。术毕，患者安返病房。

五、病例分析

尿道结石（urethral calculi）绝大多数来自肾和膀胱，极少数是尿道狭窄、尿道憩室及异物存在等因素在尿道内形成。尿道结石比较少见，患者多为男性。常见于膀胱结石排出时停留嵌顿于尿道，好发部位为尿道前列腺部、尿道球部、舟状窝及尿道外口。少数为发生于尿道狭窄处、尿道憩室中的原发性尿道结石。尿道结石临床表现为会阴部剧烈疼痛后出现急性排尿困难，点滴状排尿伴血尿和尿痛，重者出现急性尿潴留。

六、病例点评

尿道结石为泌尿外科常见病。依据病史、体格检查、尿常规、泌尿系超声、CT、尿道镜等辅助检查手段，多不难诊断。尿道结石的治疗包括：①大部分前尿道结石，可以向尿道内注入无菌石蜡油，用手轻轻将结石向尿道远端推挤，或者用镊子将结石直接钳夹出来，必要时切开尿道口；②对于后尿道结石，可以用尿道探子将结石推入膀胱，再按膀胱结石处理；③原位腔内治疗，适用于以上两种方法不能处理的尿道结石。目前使用较多的是腔内镜下钬激光或者气压弹道碎石，在钬激光碎石同时还可以气话切除尿道中的瘢痕组织，解除尿道狭窄；④开放手术，极少采用。仅适用于尿道完全闭锁或有尿道憩室需要同时切除的患者。

（李承勇）

第十章　泌尿及男性生殖系统肿瘤

病例 32　肾细胞癌

一、病例摘要

患者：男性，48 岁。主因"右腰部不适 3 个月，发现右肾占位 1 天"就诊。患者于 2018 年 5 月无明显诱因出现右侧腰部憋胀不适，伴食欲差，体形消瘦、消化不良。1 天前就诊于当地医院，行腹部彩超示右肾实性占位、左肾结石。患者发病以来，精神食欲欠佳，大、小便正常，近 3 个月来体重减轻 20kg。

否认高血压、糖尿病、冠心病等疾病病史，生育 1 子 2 女，无家族遗传病史。

体格检查：患者一般情况尚可，贫血貌，睑结膜苍白，双侧腰曲线存在对称，双肾区无包块及隆起，双肾区压痛（－），叩击痛（－）。双侧输尿管走行区深压痛（－），膀胱区无明显膨隆，压痛（－），阴毛呈男性分布，阴茎大小如常，双侧阴囊无明显肿大。

辅助检查：①血沉：110mm/h。血常规：Hb：82.0g/L；②腹部彩超：右肾上极实质内可探及一等回声，大小约 8.7cm×7.8cm，边界清晰，形态规整，CDFI：其内及周边可见血流信号；③CT 示：右肾体积增大，其上极可见类圆形团块状软组织密度影，大小约 9.45cm×8.12cm×8.5cm，病灶突破肾筋膜，密度欠均匀，CT 值为 18～38Hu，增强扫描病灶呈不均匀强化。右肾动脉起始部发出分支血管供应右肾下极（图 10-1）。

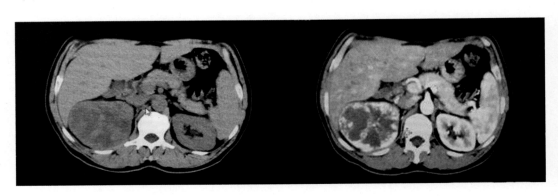

图 10-1　CT 检查

二、入院诊断

1．右肾肿瘤。

2．贫血。

三、鉴别诊断

1．肾血管平滑肌脂肪瘤　可有腰痛，腹部肿块，少数患者有血尿。肿瘤较大时易破裂出血而致突发性严重血尿或休克。尿路平片肾影增大伴不规则低密度区，肾动脉造影实质期因其组成的组织密度不同而呈葱皮样分层排列。超声肿瘤含脂肪较多时呈团块状强回声，极具特征。CT 肿瘤呈边界清楚的低密度或不均匀性低密度占位，瘤内脂肪密度成分的存在是最具特征性的表现。

2．肾盂癌　间歇性肉眼全程血尿与肾癌相似，但血尿比肾癌早，更常见，更严重。超声检查肾窦中央回声分裂或伴有肾盂积水，肾盂内出现实性不规则回声，肿瘤较结石回声低且无声影，因回声较低易漏诊。CT 显示软组织肿块充填肾盂肾门区，常伴有肾积水，由于多数病例肿块较小，CT 诊断阳性率并不高，排泄性尿路造影显示肾盂肾盏内不规则充盈缺损和积水，肾脏增大早期多不明显。逆行肾盂造影可清楚显示充盈缺损的部位、大小，不受肾功能的影响，其鉴别诊断意义甚至优于 CT。但逆行造影有时只能显示肿瘤下界，呈杯状充盈缺损。

四、治疗经过

入院后完善相关检查，积极纠正贫血，改善一般情况，行 CTA 并行三维重建（图10-2）。

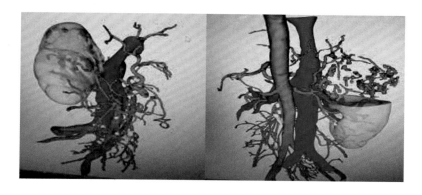

图 10-2　CTA 并行三维重建

手术经过：麻妥，左侧卧位，常规消毒铺无菌单，取右侧第 12 肋缘下腋后线处做长约 2cm 的横行切口，以血管钳分离至腹膜后间隙，将球囊插入腹膜后间隙，注气

500ml，扩张腹膜后间隙，将trocar经此切口穿入，接腹腔镜和气腹机，建立人工气腹，并维持一定压力，在右侧第12肋缘下腋前线和腋中线髂棘上分别做切口并置入穿刺套管，经套管置入操作手件，分离腹膜外脂肪，打开侧椎筋膜，先于肾周脂肪囊与肾前筋膜间游离腹侧，再于肾后间隙游离至肾蒂处，显露肾动脉，分成2支，充分游离后以Hem-o-lock夹闭起始部肾动脉并切断，进一步游离肾蒂上下，见2支异位动脉分别供应肾下极和肾上极之瘤体，分别以Hem-o-lock夹闭并切断。游离观察肿瘤约9cm×8cm×7.5cm，位于肾上极，与周围组织及后腹膜粘连紧密，遂于肾下极游离输尿管以Hem-o-lock夹闭并切断，自肾下极游离至肾蒂处，显露肾静脉，以Hem-o-lock夹闭并切断，游离肾周及瘤体周围组织，完整切除，创面止血。查无活动性出血，降低气腹压力后再次观察创面无明显出血，延长腋后线切口，逐层切开切口各层，完整取出切除标本。清点敷料器械无误，留置肾周引流管，逐层缝合切口各层，术毕。手术过程顺利，术中出血不多，未输血。标本送病理（图10-3），患者安返病房。

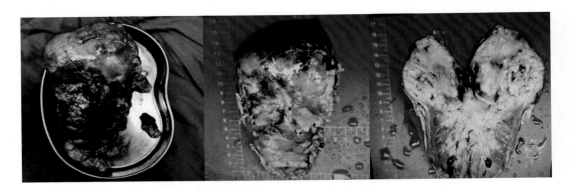

图10-3　标本送病理

病理诊断：右肾透明细胞性肾细胞癌（大小9cm×8cm×7.5cm，Fuhrman及WHO/IISUP分级：G_3），（右肾门淋巴结）：送检淋巴结未见癌转移（0/1）。

出院诊断：右肾透明细胞癌（$pT_{2b}N_0M_0$，II期）。

五、病例分析

目前，临床出现血尿、腰痛、腹部肿块"肾癌三联症"的已经不到6%～10%。这些患者就诊时往往为晚期，组织学为进展性病变。本患者就诊3个月前出现腰部不适，并进行性体重下降，入院化验有贫血、血沉增快，已表现有副瘤综合征。入院通过超声、CT明确右肾上极肿瘤10cm，考虑为T_{2b}。通过ECT评估分肾功能，行腹腔镜根治性右肾切除术，考虑患者肿瘤体积较大且位于右肾上极，术前积极纠正贫血，改善一般情况，行CTA评估血管走行，该患者右肾动脉分支发出较早，同时有异位动脉发出供应肿瘤，术前我们利用 CT 信息进行了三维重建影像，准确把握血管分布和走行，做到了提前预警，规避了潜在的手术风险，使得手术更加高效和安全。术后病理诊断：右肾透明细胞性肾细胞癌，Fuhrman 及 ISUP 分级：G_3。术后靶向药物治疗并定期复查。

六、病例点评

肾癌占成人恶性肿瘤的 2%～3%，病因未明，现无症状肾癌的发现率逐年升高，通过常规体检发现，临床出现血尿、腰痛、腹部肿块"肾癌三联症"的已经不到 6%～10%。

根治性肾切除术是得到公认的可能治愈肾癌的方法，中国泌尿外科疾病诊断治疗指南所推荐，对于临床分期 I（$T_1N_0M_0$）不适于行肾部分切除的肾癌患者、临床分期 II（$T_2N_0M_0$）期的患者、根治性切除术是首选的治疗方法，不推荐对局限性肾癌患者行区域或扩大淋巴结清扫术，本病例在术前行 CTA 及三维重建方法，在手术中能尽可能规避术中潜在风险、避免不必要的损伤。局限性肾癌患者手术后 1～2 年有 20%～30% 的患者发生转移，手术后尚无标准的、可推荐的辅助治疗方案，高危患者有可能在临床试验中获益。

（郭晓华）

病例 33　肾血管平滑肌脂肪瘤

一、病例摘要

患者：女性，53 岁。主因"体检发现右肾肿物 45 天"就诊。患者于 2017 年 7 月体检时，行彩超发现右肾肿物，无腰困、发热、血尿等，后就诊于当地医院，行 CT 示："右肾错构瘤"。患者发病以来，精神食欲好，大小便正常，体重无明显变化。冠心病 2 年，口服阿司匹林 100mg/ 次，1 次 / 日。糖尿病 2 年，口服格列齐特 80mg/ 次，2 次 / 日。高血压病 14 年，口服硝苯地平 20mg/ 次，2 次 / 日，马来酸依那普利片 10mg/ 次，1 次 / 日。生育 2 子 1 女，无家族遗传病史。

体格检查：一般情况可，神清语利，查体合作，双侧腰曲线对称存在，双肾区无局限性隆起及凹陷，双肾区无压痛及叩击痛，沿双侧输尿管走形区无深压痛及反跳痛，膀胱区无膨隆，无压痛，外生殖器正常，阴毛呈女性分布。

辅助检查：①右肾下极可探及一高回声结节，大小约 6.8cm×5.1cm，周界清，向被膜外生长，CDFI：其内可见点状血流信号，余双肾实质回声均匀，提示：右肾错构瘤可能;②肾脏CT:右肾下极可见一不规则混杂密度影,大小约 5.5cm×5.3cm×6.5cm,其内可见脂肪密度,CT 值约 -78Hu,并可见实质分隔,增强扫描实性部分明显强化,肾周间隙显示清晰,腹膜后未见明显肿大淋巴结影,腹腔内未见明显积液征象。诊断:右肾错构瘤。

二、入院诊断

1. 右肾血管平滑肌脂肪瘤。
2. 2 型糖尿病。
3. 高血压病。
4. 冠心病。

三、鉴别诊断

1. 单纯性肾囊肿 多数病例无症状,部分病人表现腰痛、肿块,尿路造影显示肾实质内占位性病变。与肾癌不同的是尿液检查正常,无严重血尿,触之呈囊性肿块,尿路平片囊壁可呈蛋壳样或条纹样钙化。超声检查肾实质内有边界清楚的圆形无回声暗区。CT 显示边界光滑的低密度区。几种诊断方法结合,诊断准确率可达 100%。

2. 肾细胞癌 可表现为腰痛、腰腹部肿块及血尿,但无痛性间歇性血尿更常见。发现腰腹部肿块往往已是晚期,泌尿系造影肾盂肾盏除受压、移位、变形外,多有破坏征象。肾动脉造影实质期可见肾影增大、造影剂聚集及血管池等表现。超声检查呈低回声或不均质回声的软组织块影。CT 检查显示明确的肿块影,密度高、CT 值为正值。

3. 肾胚胎瘤 其主要表现为进行性增大的腹部肿块,为首发和最重要的临床表现,且多发生于儿童,并求进展迅速并伴恶病质表现,超声、CT、MRI 检查除显示巨大的肾肿块和少量肾组织外,由于瘤体内常有出血、坏死、囊变,肿块常为不均质性,甚至形成以巨大囊性肿块为主的病变,但囊壁厚而不规则。

四、治疗经过

1. 完善相关检查,积极术前准备。
2. 手术经过 麻妥,左侧卧位,常规消毒铺无菌单,取右侧第 12 肋缘下腋后线处做长约 2cm 的横行切口,以血管钳分离至腹膜后间隙,将尿管前端缚无菌手套手掌面,插入腹膜后间隙,注气 500ml,扩张腹膜后间隙,将 trocar 经此切口穿入,接腹腔镜和气腹机,建立人工气腹并维持一定压力,在右侧第 12 肋缘下腋前线和腋中线髂棘上分别做切口,并置入穿刺套管,经套管置入操作套件,分离腹膜外脂肪,打开肾周筋膜,游离肾脏腹侧和背侧,充分显露肾动脉,游离肾脏下极,观察肿瘤位于下极偏腹侧,突出于肾表面,周围脂肪包绕,触之易出血,充分显露肿瘤边界与肾脏交界处,再次显露肾动脉,以 Bulldog 夹闭肾动脉,于肾实质据肿瘤 0.5cm 处剪除肿瘤及部分肾实质,完整切除肿瘤,观察肾实质创面无明显肿瘤残留,以 0 号倒刺线缝合创面,创面止血,检查无活动性出血,松开 Bulldog,用时 20 分钟,观察肾脏色泽良好,降低气腹压后再次观察创面无明显渗血,延长腋后线切口,长约6cm,逐层切开切口各层,完整取出标本。清点敷料器械无误,冲洗伤口,留置肾周引流管,逐层缝合切口各层,术毕。手术过程顺利,术中出血不多,未输血,标本送病理,病人安返病房;③病理诊断:(右肾)送检肿物镜下由胖梭形细胞、不规则厚壁血管及成熟脂肪细胞组成,部分呈上皮样,周边可见少量肾组织,结合免疫组化结果,符合血管平滑肌脂肪瘤(PEComa)。出院诊断:右肾血管平滑肌脂肪瘤、2 型糖尿病、高血压病、冠心病。

五、病例分析

　　肾错构瘤又称肾血管平滑肌脂肪瘤,是由异常增生的血管、平滑肌及脂肪组织按照不同比例构成的,是一种良性肿瘤。错构瘤不仅仅可以发生在肾脏,还可以出现在脑、眼、心、肺、骨等部位。多发于中年女性。本例患者肾错构瘤单侧单发,属于不伴有结节性硬化症者,体检时发现,无明显临床症状,但瘤体较大 5.5cm×5.3cm×6.5cm,容易突然破裂,出现血尿和腰腹部肿块,严重时出现休克危及生命。结合影像学检查,入院诊断明确,考虑肿瘤位于右肾下极,突出于肾脏之外,行保留肾单位手术。患者的 BMI 数值为 29,属于肥胖,术中腹膜外及肾周脂肪较厚,肿瘤周围脂肪有粘连,触之易出血,遂游离出肿瘤周围边界,保留肿瘤表面脂肪组织,使之成吊带样,便于手术时肿瘤相对固定,以利完整切除肿瘤。术后病理诊断符合血管平滑肌脂肪瘤(PEComa),患者预后良好。

六、病例点评

　　肾错构瘤又称肾血管平滑肌脂肪瘤,由成熟的脂肪组织、厚壁血管和平滑肌组成。每个肿瘤的各个组成成分比例不同,大约 5% 的血管平滑肌脂肪瘤的脂肪成分不足以在 CT 上表现出来,不能与肾癌区分。血管平滑肌脂肪瘤散发病例特点为单侧、女性多发、散发,多数无症状,但内部和周围出血时可引起疼痛。伴有结节硬化的病例特点为双侧、没有性别差异、多发、与多发肾囊肿相关。

　　对直径 < 4cm 的肿瘤在无症状患者中发现时,无须治疗。肿瘤较大并有出血时,可进行手术或介入栓塞术。手术应最大限度地保留肾组织,可行肿瘤剜除或肾部分切除。对单侧巨大肿瘤、肾功能损害严重,或并发严重大出血,对侧肾脏确实无潜在肿

瘤存在可能者，可考虑行肾切除术。

（郭晓华）

病例 34　输尿管肿瘤

一、病例摘要

患者：女性，63 岁。主诉：左侧腰腹部疼痛 1 天。患者于 2018 年 10 月 26 日上午无明显诱因出现左侧腰腹部疼痛，伴恶心、纳差，无发热、呕吐，无尿频、尿急、尿痛及肉眼血尿。遂就诊于我院门诊，行超声提示：左肾集合系统分离，深约 1.7cm，左输尿管上段扩张，宽约 0.8cm。当晚 21 时左腰腹部症状加重，行泌尿系 CT 提示：左输尿管中段肿瘤。患者发病以来，精神食欲较差，大小便正常，体重无明显减轻。既往 1990 年行双侧输卵管结扎术。

否认高血压、糖尿病、心脏病史，生育 1 子体健，否认家族遗传病史。

体格检查：般情况尚可，神志清楚，查体合作，双侧腰曲线对称存在，未见局限性隆起，双肾区未触及包块及肿物，双肾区无叩击痛，沿双侧输尿管走行区无深压痛及反跳痛，膀胱区无膨隆、无压痛及反跳痛。阴毛呈女性分布，尿道外口无异常分泌物。

辅助检查：①泌尿系彩超：左肾集合系统分离，深约 1.7cm，左输尿管上段扩张，宽约 0.8cm，膀胱内输尿管口可探及一强回声，大小约 0.6cm，后伴弱声影，提示：左肾积水（轻度）、左输尿管上段扩张。膀胱内强回声（结石可能），右肾、右输尿管未见明显异常；②泌尿系 CT：左侧输尿管中段可见一结节状高密度影，直径约 1.0cm，平扫平均 CT 值约 46Hu，管腔狭窄，增强扫描可见病灶明显不均匀强化，平均 CT 值约 66Hu，左侧肾盂及输尿管中上段扩张、积液。CTU 示：左侧输尿管中段可见片状充盈缺损影，远端输尿管显影欠佳，左侧肾盂及输尿管中上段扩张，左侧肾周间隙内可见不规则形对比剂填充（图 10-4）。

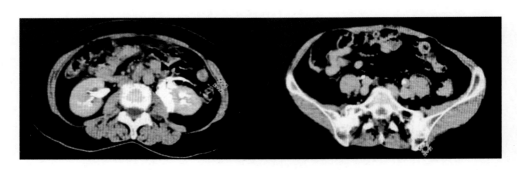

图 10-4　泌尿系 CT

二、入院诊断

左输尿管肿瘤。

三、鉴别诊断

1. 输尿管息肉　多见于 40 岁以下青壮年，病史长，血尿不显著，输尿管造影见充盈缺损，但表面光滑，呈长条状，范围较输尿管肿瘤大，多在 2cm 以上，部位多在近肾盂输尿管连接处，反复从尿液中找瘤细胞皆为阴性。

2. 输尿管结石　多见于 40 岁以下青壮年，以绞痛为特点，肉眼血尿少见，多为间歇性镜下血尿，常与绞痛并存。X 线检查：输尿管逆行造影，输尿管肿瘤为充盈缺损，输尿管肿瘤局部扩张，呈杯口状改变，而输尿管阴性结石则无此改变。CT 平扫结石呈高密度影，肿瘤呈软组织影。

3. 输尿管狭窄　表现为腰腹部胀痛和肾积水，但输尿管狭窄无血尿史，X 线尿路造影检查表现为输尿管狭窄段鸟嘴状改变，无充盈缺损，反复尿脱落细胞检查为阴性，膀胱镜检查无肿瘤突入膀胱。

4. 膀胱癌　位于输尿管口周围的膀胱癌，将输尿管口遮挡，输尿管癌突入膀胱有两种情况：①肿瘤有蒂，瘤体在膀胱，蒂在输尿管；②肿瘤没有蒂，肿瘤在输尿管和膀胱各一部分。行膀胱镜检查，观察膀胱肿瘤蒂部和输尿管的关系，有助于鉴别。

四、治疗经过

1. 入院后完善相关检查，尿脱落细胞学检查、膀胱镜、CT 等。

2. 手术经过　麻妥、截石位，常规消毒铺无菌单，以输尿管镜进入左侧输尿管内，见左输尿管中段肿瘤，表面呈菜花状，似有一定活动度。与家属沟通：肿瘤外观系尿路上皮癌可能性大，建议行腹腔镜根治性左肾输尿管切除术，亦可先在输尿管镜下取肿瘤组织，行快速冰检。患者家属考虑后决定直接手术，遂改右侧卧位，常规消毒铺无菌单。取左侧肋脊角 12 肋下斜切口，长约 3cm，弯钳钝性进入腹膜后间隙，扩张切口，示指进入切口，扩张腹膜后间隙。自制气囊进一步扩张腹膜后空间，在手指引导下分别于腋中线髂嵴上 2cm、腋前线肋缘下 1cm 取切口，置入 10mm、10mm Trocar。肋脊角切口置入 12mm Trocar。建立人工气腹，清理腹膜外脂肪，打开肾周筋膜，可见左肾周筋膜内大量液体，组织水肿。游离左侧肾脏背侧，游离肾动脉 2 支，分别以 Hem-o-lok 夹闭后剪断，继续游离左肾上极、腹侧、下极，不离断输尿管。仔细分离左肾静脉，以 Hem-o-lok 夹闭后剪断。进一步游离左肾，使之完全游离，向远端游离左输尿管。关闭气腹，拔除 Trocar，缝合切口。取平卧位，患侧垫高，使身体呈 30° 斜位，取髂前上棘内下方 2cm 与耻骨结节连线切口，逐层切开，进入腹膜外间隙，找到左输尿管，并将左肾由此切口取出，保证左输尿管完整，左输尿管跨越髂血管处可见局部增粗，病变长约 3cm，与髂血管无明显粘连，游离左输尿管至膀胱入口处，袖状切除部分膀胱，取出标本。以薇乔线缝合膀胱，向膀胱内注约 200ml 生理盐水，未见渗漏。冲洗创面，查无活动性出血，清点敷料器械无误，留置腹膜后引流管，缝合切口，术毕。手术过程顺利，未输血，标本送病理，病人安返病房。

3. 病理诊断　输尿管肿物大小 3cm×1.2cm×1cm，镜下可见肿瘤由少许片巢状小蓝圆细胞及尿路上皮巢构成，输尿管尿路上皮核异型性明显，极性消失，病理性核分裂象易见，结合免疫组化结果，符合神经内分泌癌（G_3），合并高级别尿路上皮癌，部分区域侵及输尿管管壁，局灶浸透管壁；未见明确脉管内瘤栓神经侵犯。出院诊断：左输尿管癌。

五、病例讨论

本患者以左侧腰腹部疼痛 1 天就诊，行超声提示：左肾积水（轻度），左输尿管上段扩张，膀胱内强回声（结石可能）。单从症状方面易与结石引起的肾绞痛混淆，区别在于肿瘤引起的症状一般顽固持续，解痉镇痛治疗后不易缓解。行"泌尿系 CT ＋ CTU"提示：左输尿管占位伴左肾盂及输尿管上段扩张，考虑输尿管癌，左肾周间隙内对比剂填充，考虑肾盏破裂。据文献报道，自发性尿外渗在所有尿路造影检查中检出率占 0.08%～1.0%，因输尿管结石梗阻所致约占 50%，梗阻导致的集合系统压力过高或瞬间压力上升，引起肾盏穹窿或肾盂及输尿管上端破裂，导致尿液外渗。输尿管尿路上皮肿瘤引起输尿管梗阻，最终导致尿外渗罕见，发生部位以肾周（包括输尿管上段周围）多见，多数距原发肿瘤较远，且局部未见明确肿瘤侵犯证据。当患者肾积水原因不明时，尿肿瘤细胞学或肿瘤标志物检查可能有助于病因鉴别，活检或手术取得病理可能是明确诊断、避免误诊的唯一有效手段。本例治疗方案中，先行输尿管镜检，观察到输尿管内菜花样肿物，考虑尿路上皮癌可能，输尿管镜下良性病变大多呈灰白色，表面光滑，柱状或分枝状，有狭长的蒂，少见滋养血管，而恶性呈乳头状或菜花样生长、易出血，较多滋养血管长入，病理活检可确诊。后行"腹腔镜左肾＋左输尿管切除＋膀胱袖状切除术"。术后病理：输尿管肿物符合神经内分泌癌（G_3）合并高级别尿路上皮癌，部分区域侵及输尿管管壁，局灶浸透管壁。神经内分泌癌是起源于不同器官内神经内分泌细胞的一组异质性肿瘤，主要发生于肺部。肺外神经内分泌癌可涉及多种器官，但均非常罕见，主要发生在胃肠道和泌尿生殖道，膀胱为最常见的部位，原发于输尿管的神经内分泌癌更罕见，确诊依靠病理和免疫组化染色检查，其多与其他类型混合存在，包括尿路上皮癌、鳞癌等。本病确诊时一般为晚期，与尿路上皮癌相比，具有高度转移潜能和较差预后，治疗以手术切除联合放化疗为主，但目前疗效差，早期发现、治疗有重要意义。

六、病例点评

输尿管肿瘤是发生于输尿管壁各种组织的肿瘤，其中原发性恶性上皮肿瘤最常见，移行上皮细胞癌约占输尿管肿瘤的75%以上，高达40%的移行细胞癌患者短时间后发现膀胱癌，因此，早期诊断非常重要。

无论输尿管癌灶位于何处，大部分非乳头状瘤和40%的乳头状瘤都具有侵袭性，若只对上尿路移行细胞癌进行局部切除，残余集合系统及输尿管极有可能复发。因此，标准的术式需要行输尿管肾切除术，包括同侧输尿管口周围的膀胱，术后定期复查尤为重要。

（郭晓华）

病例35 膀胱癌

一、病例摘要

患者：男性，76岁，主因"间断无痛性肉眼全程血尿2周"就诊。患者于2018年12月初无明显诱因出现无痛性肉眼全程血尿，不伴发热、腰困，无明显血块等。自行对症处理后无明显好转。血尿间断出现，患者为进一步诊治就诊于我院。行超声提示：膀胱壁高回声团，大小2.1cm×1.6cm，遂以"膀胱肿瘤"收住院。患者发病以来，精神食欲好，大便正常，体重无明显减轻。

既往体健。否认高血压、糖尿病、心脏病史，生育2子3女均体健，否认家族遗传病史。

体格检查：一般情况尚可，神志清楚，查体合作，双侧腰曲线对称存在，未见局限性隆起，双肾区未触及包块及肿物，双肾区无叩击痛，沿双侧输尿管走行区无深压痛及反跳痛，膀胱区无膨隆、无压痛及反跳痛。阴毛呈男性分布。

辅助检查：①泌尿系彩超：膀胱壁异常高回声团，大小2.1cm×1.6cm，膀胱沉积物，前列腺增生样改变。提示：膀胱肿瘤。双肾、双侧输尿管未见明显异常；②泌尿系CT：膀胱后壁占位，考虑膀胱癌可能性大（图10-5）；③心电图示：窦性心律、完全性右束支传导阻滞、ST-T改变、左室高电压、心电图不正常；④静脉肾盂造影：双肾、输尿管显影良好，未见明显异常，膀胱左侧壁可见充盈缺损（图10-6）。

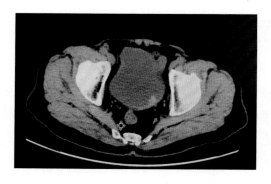

图 10-5　泌尿系 CT

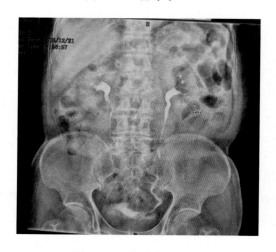

图 10-6　静脉肾盂造影

二、入院诊断

膀胱肿瘤。

三、鉴别诊断

当患者出现血尿时应注意和以下疾病相鉴别：

1. 膀胱结核　可有血尿和膀胱刺激症状。膀胱结核有肾或肺结核病史，有低热、盗汗、食欲减退等全身症状。有米汤样脓尿，尿液检查有大量脓细胞。尿 60% 结核菌培养呈阳性，超声检查无占位性病变。膀胱镜检查，膀胱内炎性充血，血管模糊，可见结核结节、溃疡，无新生物。溃疡创面需与浸润性膀胱癌鉴别，取组织活检对鉴别诊断有重要意义。

2. 前列腺增生　前列腺增生可有肉眼血尿和明显的尿路刺激症状。但前列腺增生以进行性排尿困难为特点，病史较长，直肠指诊可触及肿大的前列腺，超声和 CT

检查均可显示前列腺增大。膀胱镜检查，可见增大的前列腺，后尿道延长，膀胱内可见小房和小梁，但无明确新生物。

3. 腺性膀胱炎　为少见的膀胱上皮良性增生性病变，表现为血尿、膀胱刺激症状和排尿困难，多与感染、结石、梗阻的慢性刺激有关。无论超声或膀胱镜检查，乳头状瘤样腺性膀胱炎极易被误诊为肿瘤。活检是确诊的重要手段，以下几点有助于鉴别：一是腺性膀胱炎的乳头状肿物表面光滑，蒂宽，无血管长入；二是不呈浸润性生长，而广基的膀胱肿瘤超声图像可见浸润性改变。滤泡状、绒毛状水肿在膀胱镜下呈透明光滑，不像移行细胞癌呈水草样，而且血管明显，前者活检时不易出血，后者易出血。

四、治疗经过

1. 入院后完善相关检查，尿脱落细胞学检查、膀胱镜、CT 等。

2. 手术经过　麻妥，截石位，常规消毒铺无菌单，以 F25 号电切镜置入膀胱，灌注 5％甘露醇，观察双侧输尿管口显示清楚，可见喷尿。膀胱左侧壁可见一范围约 4cm×5cm 广基肿瘤，表面呈菜花状及分支乳头状，覆盖左输尿管口。将电切和电凝功率分别调为 120W 和 80W，依次切除膀胱肿瘤，最后切除左输尿管口及开口处肿物，深及膀胱肌层，并电灼瘤旁黏膜，创面止血，查无活动性出血，观察左输尿管腔断端管口黏膜清晰，喷尿正常，无肿瘤残留。清点敷料器械无误，留置 F20 三腔尿管持续膀胱冲洗，标本送病理，病人安返病房。

3. 病理诊断　膀胱低级别非浸润性乳头状尿路上皮癌。出院诊断：膀胱低级别非浸润性乳头状尿路上皮癌。

五、病例讨论

本患者以无痛性肉眼全程血尿就诊，从临床症状及患者年龄，应首先怀疑膀胱肿瘤，行超声和 CT 均提示膀胱肿瘤，膀胱镜下明确诊断，并行 TUR-Bt 术。术后病理报告：膀胱低级别非浸润性乳头状尿路上皮癌，本病例膀胱肿瘤位于膀胱左侧壁，行电切时需注意闭孔神经反射导致膀胱穿孔的危险，膀胱充水不要太多，每次少切、快切，多能顺利完成手术，如手术需要，可有意识的人为膀胱穿孔。另外，输尿管口处非浸润性肿瘤，切除时可无损于输尿管口，如手术必要，对于此处的肿瘤，像其他部位肿瘤一样，同样应彻底切除。输尿管口处尽量避免电凝，防止输尿管口狭窄，如输尿管口切除后，管腔喷尿良好，不一定需要防止支架管。作为预防膀胱肿瘤复发的措施，术后定期膀胱灌药，定期复查膀胱镜等。

六、病例点评

在我国，男性膀胱癌发病率位居全身恶性肿瘤的第七位，膀胱癌的发生是复杂、多因素、多步骤的病理变化过程，既有内在的遗传因素，又有外在的环境因素，较为明显的两大致病危险因素是吸烟和长期接触工业化学产品。从临床表现看，血尿是膀胱癌最常见的症状，尤其是间歇性全程无痛血尿。血尿出现的时间及出血量和肿瘤恶性程度、分期、大小、数目、形态并不一致。

当怀疑膀胱肿瘤时，超声、CT、静脉肾盂造影及肿瘤标志物测定等均作为膀胱肿瘤的常规检查，膀胱镜检查及活组织检查在膀胱肿瘤诊断中占有极其重要的地位，以上检查相互补充，对膀胱肿瘤明确诊断、确定分期和转移等情况。

膀胱肿瘤以手术治疗为主。手术治疗可分为经尿道手术、膀胱切开肿瘤切除、膀胱部分切除术及膀胱全切术等。根据肿瘤的部位、数目、浸润深度及病人全身情况选择不同的治疗方法。

（郭晓华）

病例 36 前列腺癌

一、病例摘要

患者：男性，49 岁。主因"穿刺发现前列腺癌 1 个月余"就诊。患者于 2018 年 8 月体检发现 PSA 升高，就诊于我科，行前列腺穿刺活检术。术后病理结果回报提示：前列腺癌，Gleason 分级 3＋3 分，患者发病以来，精神食欲好，大小便正常，体重无明显改变。高血压病 8 年，口服苯磺酸左旋氨氯地平片（施慧达）20mg/ 次，1 次 / 日。阿司匹林 100mg/ 次，2 次 / 周，已停服 1 周。

否认冠心病、糖尿病史，生有 1 女，否认家族遗传病史。

体格检查：患者一般情况尚可，神清语利，查体合作，双侧腰曲线对称存在，双肾区无压痛及叩击痛，沿双侧输尿管走行区无深压痛及反跳痛，膀胱区无膨隆，无压痛，无肌紧张，阴毛呈男性分布，阴囊及内容物未及异常。肛诊：前列腺增大，质韧、右侧偏下可触及一蚕豆大小硬节。

辅助检查：①化验：TPSA：40.15ng/ml，FPSA/TPSA：30.01％；②盆腔 MRI：前列腺体积稍大，大小约 4.9cm×4.0cm×4.5cm，中央带及移行带信号欠均匀，其内信号减低，未见明显异常信号灶，外周带 5 点方向可见片状长 T_1、短 T_2 信号影，DWI 呈稍高信号，边界欠清，大小约 0.9cm×1.5cm×0.9cm，膀胱充盈欠佳，膀胱壁尚光整，盆腔内未见明显积液，未见明显肿大淋巴结；③骨扫描：全身骨显像未见明显异常；④前列腺穿刺病理结果（2018 年 9 月 13 日，山西医科大学第二医院）：前列腺癌，Gleason 分级，3 ＋ 3 ＝ 6 分。

二、入院诊断

前列腺癌。

三、鉴别诊断

本病需与前列腺增生相鉴别。前列腺增生可有肉眼血尿和明显的尿路刺激症状，但前列腺增生以进行性排尿困难为特点，病史较长，直肠指诊可触及肿大的前列腺，超声和 CT 检查均可显示前列腺增大。膀胱镜检查，可见增大的前列腺，后尿道延长，膀胱内可见小房和小梁，但无明确新生物。

四、治疗经过

1. 入院后完善相关检查，积极术前准备。

2. 手术经过　麻妥、头低脚高位，常规消毒铺无菌单，由尿道置入 F18 双腔尿管。取脐下纵切口，长约 3cm，在腹白线两旁横向切开腹直肌前鞘，手指伸入前鞘和腹直肌间隙钝性分离，置入自制气囊，进一步扩张腹膜外空间。此切口置入 10mm Trocar，连接气腹，置观察镜。在直视下分别在脐下 2cm 腹直肌旁左侧、右侧、穿刺并置入12mm、10mm、5mm 一次性 Trocar。清理前列腺及膀胱颈部脂肪，清扫左右闭孔淋巴结、左右侧髂外淋巴结。在前列腺两侧打开盆筋膜，小心分离前列腺与盆壁之间层次，离断耻骨前列腺韧带，2-0 薇乔线缝扎 DVC。牵拉尿管，辨认前列腺与膀胱颈之间界限，超声刀由此间隙进行锐性＋钝性分离，直至精囊层次，该层次不清，以右侧为著，局部组织质硬，离断输精管，逐渐以 Hem-o-lock 钳夹并离断双侧前列腺侧韧带，至前列腺尖部。超声刀离断 DVC，游离远端尿道，靠近尖部剪断尿道。进一步分离前列腺与直肠间隙，此处粘连严重，钝性＋锐性分离，使前列腺完全游离。手指进入肛门，直视下检查直肠前壁，未见直肠损伤。创面止血，3-0 倒刺线适当缝合膀胱颈口，使口径大小便于吻合，以 3-0 薇乔线连续吻合膀胱颈口及尿道后壁，更换 F18 尿管，继续吻合前壁，尿管水囊注水 15ml，检查创面无活动性出血，留置盆腔引流管，关闭气腹。清点敷料器械无误，缝合切口。术毕，手术过程顺利，术中出血约 50ml，未输血，标本送病理，病人安返病房。病理回报：送检前列腺根治术后标本：前列腺腺泡腺癌（Gleason 评分：3 ＋ 4 ＝ 7 分，预后分组：Ⅱ／Ⅴ），病变累及前列腺右叶及基底部，未见明显神经侵犯及脉管内癌栓；病变局部紧邻右叶及基底切缘（最近约 0.15cm）；病变未侵及尿道、精囊腺；尿道切缘、双侧输精管及双侧精囊腺断端均未见癌；间质多灶状淋巴细胞为主，炎细胞浸润，局灶可见中性粒细胞浸润，小脓肿形成。（左闭孔及髂血管淋巴结）送检，淋巴结未见癌转移（0/3）。（右髂血管及右闭孔淋巴结）送检，淋巴结未见癌转移（0/6）。出院诊断：前列腺癌（$T_2N_0M_0$）。

五、病例分析

1. 手术治疗　本患者常规体检时发现 PSA 为 40.15ng/ml，FPSA/TPSA 为 30.01%，且比值较低，直肠指诊可触及小硬结，盆腔 MRI 异常信号，均提示前列腺癌可能。依据指南，行前列腺穿刺活检：前列腺癌，Gleason 分级，3 + 3 = 6 分。患者符合前列腺癌根治术指证，术中前列腺右叶有粘连，术后病理也证实病变累及前列腺右叶及基底部 Gleason 评分：3 + 4 = 7 分，预后分组：Ⅱ / Ⅴ。该患者属于中高危等级，目前大多数主张对中高危前列腺癌行扩大盆腔淋巴结切除术，包括髂外、髂内、闭孔淋巴结，术中清扫淋巴结，未发现转移。术后积极监测 PSA 指标，预防生化复发。

2. 其他治疗

（1）体外适形放射治疗（EBRT）：是一种将外照射治疗应用于前列腺癌的新方法，通过提高前列腺部位的最大照射剂量，同时减少前列腺周围组织的照射剂量，可减少传统体外放射治疗的不良反应，提高治疗效果。

（2）放射性粒子种植治疗（近距离放疗）：是将放射性粒子经过会阴部皮肤种植到前列腺中，通过近距离放射线对前列腺癌杀伤，因损伤小，通常不需要其他治疗辅助，也是前列腺癌的治愈性治疗方法之一。根据肿瘤的分级、分期、PSA 值，放射性粒子种植治疗后可进一步加用体外适形放射治疗。

（3）冷冻治疗：是一种微创治疗手段，在超声引导下将探针通过会阴部皮肤置入前列腺中，然后将零下 96℃ 的液氮注入探针以冷冻并杀死肿瘤细胞。目前，冷冻治疗常作为外照射治疗后无效的前列腺癌患者的二线治疗。

（4）高能聚焦超声治疗和组织内肿瘤射频消融：也是尚处于试验阶段的局部治疗方法。与根治性前列腺癌手术和放疗相比，它们对临床局限性前列腺癌的治疗效果还不十分确定，需要更多的临床研究加以评估。

（5）前列腺癌内分泌治疗：是一种姑息性治疗手段，包括药物抗雄、药物趋势、双侧睾丸切除。通过去除或阻止睾酮（即雄激素）对前列腺癌细胞产生作用，以暂时抑制前列腺癌细胞的生长，延缓疾病的恶化进展。

（6）化疗：用于治疗那些对内分泌治疗抵抗的转移性前列腺癌的患者，以期延缓肿瘤生长，延长患者的生命。研究已经证实，多西他赛能有效延长内分泌治疗抵抗性前列腺癌患者的生存时间；而卡巴他赛可以进一步延长那些多西他赛治疗失败的患者的生存时间。许多临床试验正在研究新的药物和药物组合，目的是为了找到更有效、不良反应更少的治疗手段。阿比特龙是其中最具临床应用价值的新药，对于内分泌治疗抵抗性前列腺癌的有效率颇高。

（7）核素治疗：是一种用于治疗前列腺癌骨转移骨痛患者的姑息性治疗手段。静脉注射或口服二膦酸盐类药物也可用于治疗骨转移导致的骨痛。

（8）其他治疗：其他治疗手段，如生物靶向治疗仍在临床试验中。

六、病例点评

前列腺癌是指发生在前列腺的上皮性恶性肿瘤。前列腺癌病理类型上包括腺癌（腺泡腺癌）、导管腺癌、尿路上皮癌、鳞状细胞癌、腺鳞癌，其中前列腺腺癌占95%以上。前列腺癌自2008年起成为泌尿系统中发病率最高的肿瘤，并在中国的发病率出现了显著上升。2009年，我国肿瘤登记地区前列腺癌发病率为9.92/10万，居男性恶性肿瘤发病率的第6位。前列腺直肠指检和血清PSA检测相结合，两者在筛查中的作用都十分重要。前列腺癌有多种治疗方法，每种治疗方法都有其利弊。根治性前列腺切除术是可能治愈局限性前列腺癌最有效的方法之一，前列腺癌根治术可采用经耻骨后途径、经会阴途径和腹腔镜或机器人辅助的下前列腺癌根治术。根治术适用于 $T_1 \sim T_{2c}$ 期、T_{3a} 期可根据情况行辅助内分泌治疗或辅助放疗亦可取得良好治疗效果，$T_{3b} \sim T_4$ 期：严格筛选后（如肿瘤未侵犯尿道括约肌或未与盆壁固定,肿瘤体积相对较小）可行根治术并辅以综合治疗。

（郭晓华）

病例 37　阴茎鳞状细胞癌

一、病例摘要

患者：男性，66岁，主因"发现阴茎肿物2个月"入院。患者于2个月前（2018年5月）发现龟头黄豆大小肿物，呈进行性增大。1个月前肿物破溃，伴有出血，无尿频、尿急、发热，给予局部消毒、清洁，抗炎的治疗，无好转。遂就诊我院，行病理活检提示:龟头中分化鳞状细胞癌。故收住入院,行手术治疗。患者于2008年诊断阴茎癌，并行龟头肿物切除，病理结果提示：高分化鳞癌，切缘（-）。余（-）。

未到过疫区，无有害及放射物接触史，吸烟30年，1包/天，无饮酒史，无冶游史。32岁结婚，育有1子1女，子女及配偶体健。父亲已故，母亲健在，无家族遗传病史。

体格检查：心肺（-），双肾区叩痛（-），下腹部无膨隆，双侧腹股沟区未触及肿大的淋巴结。阴毛呈男性分布，阴茎大小如常，龟头腹侧及冠状沟肿物，大小约

2cm×3cm，尿道外口显示不清（图 10-7）。

辅助检查：①泌尿系超声示：左肾囊肿，大小 0.9cm×0.7cm，前列腺体积增大，余（-）；②盆腔 CT 平扫：盆腔及腹股沟区未见肿大的淋巴结，膀胱充盈良好未见异常。龟头可见占位性病变；③术后病理结果示：龟头中低分化角化型鳞癌，肿瘤侵及阴茎海绵体，局部累及尿道海绵体，为累及尿道。

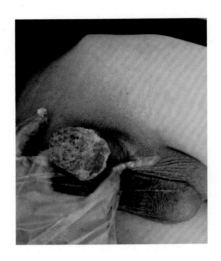

图 10-7　龟头肿物

二、入院诊断

阴茎中分化鳞癌。

三、鉴别诊断

1．凯腊增殖性红斑　阴茎头及包皮处有界限明显的深红色的圆形片状的斑块，亦有硬结或溃疡者，常误认为是阴茎癌的癌前期病变，但病理学检查表现为表皮棘层细胞不良型增生，真皮内有淋巴细胞浸润。

2．阴茎 Bowen 病　为阴茎头部鳞状丘疹斑或红色鳞屑斑，界限清楚，或有浅表溃疡与阴茎癌早期不易鉴别。应用连续切片的病理组织学检查，位于表皮内时期的鳞状细胞癌为 Bowen 病，癌细胞侵入真皮，则为阴茎鳞状上皮癌。

3．阴茎尖锐湿疣　阴茎冠状沟处病毒感染后引起上皮细胞增生的瘤样病变，可形成溃疡，与阴茎癌早期相混淆。但病理组织学检查可见上皮呈乳头状增生，表皮向下延伸，棘细胞层增厚，有多数核分裂。但没有细胞的不典型性和多形性生长，更没有浸润性生长。

四、治疗经过

入院前病理活检诊断：阴茎中分化鳞癌；入院后完善相关检查，在腰麻下行阴茎部分切除。出院诊断：阴茎中分化鳞癌（$pT_2N_0M_0$）。

五、病例分析

患者老年男性，有过阴茎癌病史，入院前病理活检诊断阴茎中分化鳞癌。肿瘤体积较大，侵及整个龟头及冠状沟，尿道外口受侵，肿瘤分化程度中度，建议性阴茎部分切除术。术前未发现增大的腹股沟及盆腔淋巴结，故暂不处理淋巴结，建议术后密切随访。

六、病例点评

阴茎癌是起源于阴茎头、冠状沟和包皮内板黏膜以及阴茎皮肤的恶性肿瘤，是阴茎最常见的恶性肿瘤，占阴茎肿瘤的90％以上。最常见的病理类型是阴茎鳞状细胞癌，约占阴茎癌的95％。

该病例术前进行活检明确诊断，并行盆腔CT及超声明确临床分期。准确地了解病理诊断、原发肿瘤的分级以及区域淋巴结的情况对指定准确的治疗方案是必需的。在判断海绵体是否受侵时，要注重患者的查体情况，因为有研究认为单纯的查体对判断阴茎肿瘤是否侵犯到阴茎海绵体比超声影像学检查更准确。影像学检查如超声或MRI可帮助辨别肿瘤原发灶的浸润深度，有利于判断是否侵犯阴茎海绵体，以决定手术治疗方案。

治疗目标为彻底清除肿瘤组织，且尽可能保留器官。其局部复发对长期生存率几乎无影响，所以保留器官方法是合理的。传统的阴茎肿瘤切除手术要求无瘤切缘≥2cm，但近年来多项研究质疑这一观点的合理性。Agrawal等的研究结果显示，＞90％的阴茎癌镜下扩散范围＜2cm，尤其是中、高分化的阴茎鳞状细胞癌的累及范围通常＜1cm。随着术中冰冻切片技术的广泛开展，外科医师在术中可以做到既能控制肿瘤又能最大限度地保留阴茎组织。

淋巴系统转移是阴茎鳞状细胞癌的主要播散途径，对于查体或者影像学检查发现有淋巴结转移的病例，建议行区域淋巴结清扫。任何原发性阴茎癌的淋巴扩散可以是单侧的或双侧的。最先扩散至腹股沟浅表和深部的淋巴结群，以中上和中间部位最常受累；其次扩散至同侧骨盆淋巴结。目前尚无交叉转移扩散的报告，若无同侧腹股沟淋巴结受侵犯，骨盆淋巴结则不受影响。腹主动脉旁和腔静脉旁淋巴结受侵犯则提示肿瘤全身转移。

约80％的阴茎癌可治愈。部分阴茎切除术对患者自尊和性功能有负面影响。随着治疗的方法进步，保留器官方案因在改善生活质量和性功能方面的优势而被认可。如果条件允许，均应推荐保留器官方案。

（郝志轩）

病例 38　睾丸精原细胞瘤

一、病例摘要

患者：男性，26 岁，主因"无痛性左侧睾丸肿大 2 个月"入院。患者于 2 个月前（2018 年 5 月）发现左侧睾丸体积增大，不伴疼痛，后左侧阴囊呈进行性增大。无尿频、尿急、发热，给予局部消毒、清洁、抗炎的治疗，无好转，遂就诊于我院。行阴囊彩超检查示左侧睾丸体积增大，睾丸内低回声灶，考虑睾丸肿瘤，故收住入院。

患者既往体健，未到过疫区，无有害及放射物接触史，无饮酒史，无冶游史。未婚未育。父母亲健在，无家族遗传病史。

体格检查：心肺（-），双肾区叩痛（-），下腹部无膨隆，双侧腹股沟区未触及肿大的淋巴结。阴毛呈男性分布，阴茎大小如常，左侧睾丸体积增大，大小约 9cm×12cm，左侧睾丸托举有沉重感，阴囊透光试验（-）。

辅助检查：①阴囊超声示：左侧睾丸体积增大，大小为 9cm×12cm，内部回声不均匀，左侧阴囊内可见少量鞘膜积液；②盆腔核磁：盆腔及腹股沟区未见肿大的淋巴结，左侧睾丸体积增大，睾丸肿瘤不除外。

二、入院诊断

左侧睾丸肿瘤。

三、鉴别诊断

1. 睾丸鞘膜积液　体格检查肿块有囊性感、质韧、有弹性，透光试验阳性，但鞘膜壁厚或部分钙化时不易鉴别。睾丸肿瘤有时可发生少量鞘膜积液，但有沉重感，透光试验阴性。B 超、CT 检查有助于鉴别。

2. 急性附睾、睾丸炎　附睾、睾丸肿大可与睾丸肿瘤相混淆，但患者有畏寒、高热，局部疼痛较重，睾丸触痛明显，并常累及输精管。血白细胞增高。

四、治疗经过

入院后完善相关检查，在全麻下行根治性左侧睾丸切除术。出院诊断：睾丸精原细胞瘤（$pT_2N_0M_0$）。

五、病例分析

睾丸恶性肿瘤是全球范围内 14～44 岁男性最常见的恶性肿瘤之一，其发病率占男性肿瘤的 1%～2%。睾丸生殖细胞瘤约占睾丸恶性肿瘤的 95%，包括精原细胞瘤、胚胎瘤、畸胎瘤和绒毛膜细胞癌，其中约 55% 为睾丸精原细胞瘤。相比非精原细胞瘤，睾丸精原细胞瘤的发病时间更晚。虽然睾丸精原细胞瘤是一种罕见的疾病，但发病率却从 1992 年的 5.7/10 万增加到 2009 年的 6.8/10 万。睾丸精原细胞瘤患者病变局限、区域转移及远处转移的 5 年生存率分别为 99.2%、96.0%、73.1%，突出了病变晚期的可治愈性。目前，睾丸精原细胞瘤的初步诊断主要依靠临床表现、阴囊超声和腹盆部 CT 等影像学检查以及血清肿瘤标志物的检查，诊断的金标准仍是病理学结果。患者一旦确诊需接受以手术为基础的综合治疗，术后治疗方案包括密切随访、放疗及化疗，这取决于患者的术后分期。

睾丸精原细胞瘤的高发年龄为 20～40 岁，常见表现是无痛性睾丸肿块，疾病进展到晚期时，患者可能表现为体重减轻、腹部或颈部出现肿块、腰背部疼痛以及消化道出血等，发生脑转移时可能出现相应的神经症状。影像学检查超声检查是睾丸肿块的首选检查方法，对于睾丸精原细胞瘤的检测，超声的敏感度 95%。肿瘤通常表现为均匀低回声灶，随着质量的增加，由于出血和坏死，它可能变得不均匀。胸部 CT 作为最基础的影像学检查，对于发现肺部及纵隔淋巴结转移有着重要价值。腹部和盆腔 CT 能够检测到 < 2cm 的淋巴结，是确认腹膜后淋巴结转移的最佳检查方法。MRI 在区分精原细胞瘤和非精原细胞瘤上有一定的诊断价值，精原细胞瘤在 T_2 加权成像呈低信号，但强化后肿瘤组织信号低于周围隔膜，然而睾丸非精原细胞瘤在强化前后都呈现为混杂信号。

睾丸精原细胞瘤根据组织病理学特征可分为以下三类：①经典型精原细胞瘤（80%～90%）；②精母细胞型精原细胞瘤（10%～20%）；③间变型精原细胞瘤（5%～15%）：瘤细胞较大，细胞异性明显，核分裂象增多，间质淋巴细胞少。所有睾丸精原细胞瘤都应行经腹股沟睾丸高位切除术，这是取得组织病理学的关键，可明确患者病理分型。一旦确诊，睾丸精原细胞瘤患者需经腹股沟切口行根治性睾丸切除术，同时行精索高位结扎。根治性睾丸切除术可提供所需的组织学诊断信息，是目前睾丸精原细胞瘤患者的初步治疗方法。术后治疗方案的选择，包括密切随访、化疗或放射治疗，这取决于患者术后分期。

六、病例点评

Ⅰ期睾丸精原细胞瘤术后的患者预后很好，对于能够坚持定期复查的患者，可将密切随访作为首选方案。然而，NCCN 指南推荐该分期的患者术后行单药卡铂化疗或放疗，晚期复发的患者大约占所有患者的 3%。相比化疗，复发患者首选治疗方案为外科手术治疗，尤其是在此前已经接受过化疗的患者。

睾丸精原细胞瘤的发病率相对较低，且具有很高的治愈率。目前，睾丸精原细胞瘤从诊断到治疗已经有了基本标准。如今医学已经迈向了精准医疗时代，如何通过选择特异性高、敏感性高的方法达到早期诊断、早期治疗，如何针对不同患者制定个体化治疗方案，以及如何在疾病治愈率和治疗所带来的不良反应中寻找一个平衡点将是未来研究的重点。

（李承勇）

病例 39　结节性硬化

一、病例摘要

患者：男性，43 岁，离异。主因腹胀 10 年余，进行性加重，伴腹痛、发热、寒战、乏力 7 日，常诊入院。患者于 2006 年 8 月于劳累后出现右上腹剧烈胀痛，伴高热（体温最高达 40℃）、寒战，伴便血，每日排鲜红色血便 3 ～ 4 次，每次量 300 ～ 400ml，每日出血量约 100ml，持续数日，未予重视，后便血停止，余症状未缓解，于外院行腹部超声检查示："肝脏增大伴占位，双肾区巨大占位可能，脾脏增大，脾内低回声结节（性质待定）"，给予输液治疗（具体不详）15 天后上述症状稍有缓解遂停药，未予进一步诊治。2016 年 9 月 1 日患者出现全腹憋胀，伴右上腹疼痛，伴发热、寒战，体温最高达 40℃，口服退烧药（具体不详）可降至正常，但仍反复发热，伴乏力、食欲减退，自发病以来，患者精神、睡眠尚可，大、小便正常，体重有明显减轻。

既往曾有癫痫病史，未规律药物治疗，17 ～ 18 岁后停止。有肝炎病史 20 年余，否认结核。

体格检查：体温 36.5℃，脉搏 78 次 / 分，呼吸 19 次 / 分，血压 107/60mmHg。神清语利，对答切题，查体合作，自由体位，面部、嘴角、额头部可见多发结节状肿物，全身皮肤黏膜未见黄染及出血点，颜色苍白，双肺呼吸音清，未闻及干湿啰音，心律齐，心音有力，未闻及杂音，腹部膨隆，腹壁紧张，右上腹有压痛，双侧腹部可触及巨大包块，边界不清，移动性浊音阳性，双下肢无水肿。

辅助检查：①腹部超声（2006 年 9 月 30 日）：肝脏增大伴占位，双肾区巨大占位可能，脾脏增大，脾内低回声结节（性质待定）；②腹部 CT（2016 年 9 月）（图 10-8）：肝脏、脾脏体积增大，腹腔及腹膜后均可见不规则团块状混杂密度影，与周围组织分界欠清晰，胰腺及双肾结构显示不清；③腹部 MRI（2016 年 9 日）（图 10-9）：肝大，肝脏内多发实性占位，脾大，脾门处高回声占位，腹腔内巨大不均质，高回声包块。MRI：双肾形态及信号异常，双肾结构显示不清，肝脏多发异常信号，脾大合并异常信号，腹水。

血细胞分析：WBC：5.7×10^9/L，RBC：1.89×10^{12}/L，HB：52g/L。肾功能：BUN：6.7mmol/L，肌酐：$104 \mu mol$/L。血培养：阳性（无乳链球菌）。多肿瘤标志物、术前免疫：未见明显异。

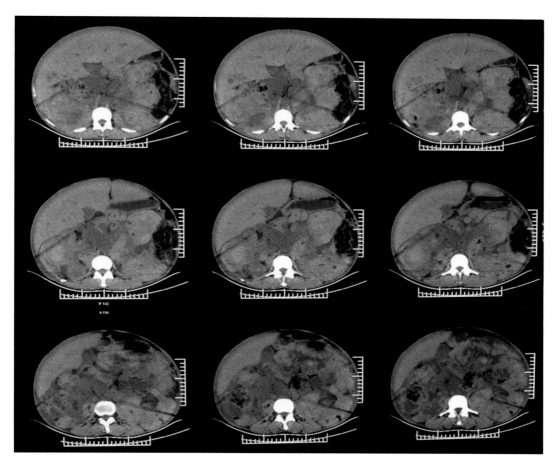

图 10-8　腹部 CT

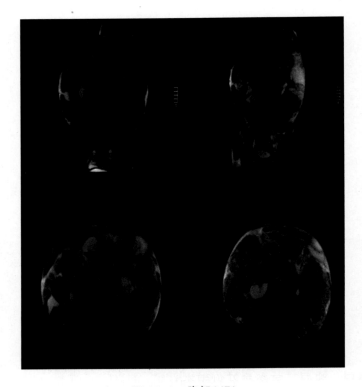

图 10-9　腹部 MRI

二、入院诊断

1．腹腔巨大包块性质待查　原发性肝癌？肾癌？肝硬化？

2．门脉高压症、脾功能亢进、腹水形成、重度贫血。

三、鉴别诊断

1．肾细胞癌　表现为腰痛、腰腹部肿块及血尿，但无痛性间隙性肉眼血尿更明显，发现腰腹部肿块往往较晚，因肿瘤破裂出血所致休克和急腹症者甚为少见。超声检查往往呈低回声或不均匀回声。肾动脉造影实质期可见肾影增大及造影剂聚集。IVU 示肾盂肾盏多有破坏表现。CT 可见肾内密度不均、边缘不规则、与周围正常组织分界不清的实质性肿块，肿块的 CT 值略低于正常肾实质。增强扫描示肿块的 CT 值高于正常肾实质。

2．肾母细胞瘤　其主要临床表现也为进行性增大的腹部肿块，但多发生于儿童。病情进展迅速且伴恶病质表现，超声检查呈细小散在的低回声光点，IVU 示肾盂肾盏有明显破坏或缺失。

四、治疗经过

入院后予以积极对症治疗，抗感染、纠正贫血。同时积极多学科会诊，明确诊断后予以口服依维莫司。

出院诊断：结节性硬化、双肾巨大血管平滑肌脂肪瘤、门脉高压症、脾功能亢进、重度贫血。

五、病例分析

结节性硬化症（tuberous sclerosis complex，TSC）是一种以全身多器官血管平滑肌脂肪瘤（angiomyolipomas，AML）病变为特征的常染色体显性遗传性疾病。TSC 几乎可以累及人体所有的器官和系统，最常见的是皮肤、脑、肾脏、肺和心脏的良性肿瘤。由于正常实质被多种类型细胞结构所替代，导致相应器官或系统出现功能障碍。TSC 新生儿发病率为 1/10 000 ～ 1/6000。

1908 年，Berg 首次报道了 TSC 具有遗传特性。1935 年，Gutherh 和 Penrose 提出 TSC 是常染色体显性遗传性疾病。1987 年，Fryer 确定了 TSC 的第 1 个致病基因 TSC1，定位于染色体 9q34.3，含有 23 个外显子，总长度为 50kb，由 1164 个氨基酸组成的 AML 蛋白。随后一些家系分析结果表明，部分 TSC 患者与染色体 9q34.3 区域并不相连锁，提示 TSC 致病基因位点存在差异性。1992 年 Kandt 等，最终确定了 TSC 的第 2 个致病基因 TSC2，定位于 16p13.3，含有 41 个外显子，总长度 45kb，由 1784 个氨基酸组成的马铃薯球蛋白。

TSC1 或 TSC2 基因突变后激活下游哺乳动物雷帕霉素靶蛋白（mammalian target of rapamycin，mTOR）信号通路，正常细胞中 mTOR 通路可调节基因转录、蛋白质翻译、核糖体合成等生物过程。细胞生长、增生、分化、凋亡、自噬等生命活动。在多数肿瘤中，都存在 mTOR 通路的活化，mTOR 的活化会导致细胞生长和增生失控，从而导致肿瘤的发生。

TSC 的诊断：①基因诊断：检测到 TSC1 或 TSC2 基因致病性突可以确诊为 TSC；②临床诊断：TSC 的临床特征分为主要特征和次要特征。患者具有 2 个主要特征或 1 个主要特征加 2 个以上次要特征可确诊为 TSC，仅有 RAML 和淋巴管肌瘤病（LAM）两个主要特征，无其他特征不能确诊为 TSC；患者具有 1 个主要特征或 2 个次要特征为可疑诊断。

主要特征包括：

1. 色素脱失斑（图 10-10A）（≥ 3 处，最小直径 5mm）。

2. 血管纤维瘤（≥ 3 个）或头部纤维斑块（图 10-10C）。

3. 指（趾）甲纤维瘤（图 10-10B）（≥ 2 个）。

4．鲨革斑（图 10-10D）。

5．多发性视网膜 AML。

6．皮质发育不良（包括皮质结节和脑白质放射多行线）。

7．室管膜下结节。

8．室管膜下巨细胞星形细胞瘤（图 10-10E）。

9．心脏横纹肌瘤。

10．LAM。

11．RAML（≥ 2 个）。

次要特征：

1．"斑斓"皮损。

2．牙釉质点状凹陷（图 10-10DF）（> 3 处）。

3．口腔纤维瘤（≥ 2 个）。

4．视网膜色素斑。

5．非 RAML。

6．多发性肾囊肿。

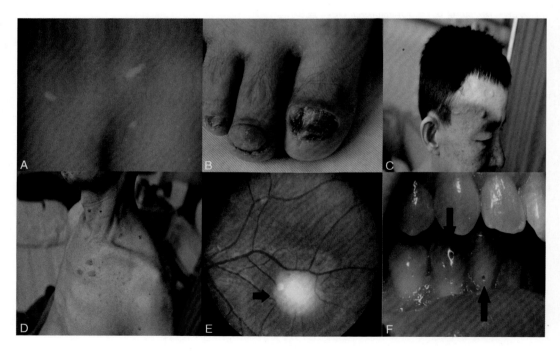

图 10-10　主要特征及次要特征

注：A. 色素脱失斑，B. 指（趾）甲纤维瘤，C.头部纤维斑块，
D. 鲨革斑，E.视网膜错构瘤，F.牙釉质点状凹陷。

肾血管平滑肌脂肪瘤（renal angiomyolipoma，RAML），TSC-RAML 的主要特点是双侧病变、多发、肾脏结构改变，极易导致出血和肾功能损害。

RAML 的诊断主要依靠影像学检查。超声检查、CT 检查表现为大小不等、多房状、有分隔、边缘清晰的低密度脂肪成分，有条索状组织存在。CT 值一般为负值，CT 值 < -10HU 可认为有脂肪组织存在，如有出血或脂肪成分较少，其密度增加，CT 值为 20 ～ 60HU，增强扫描可不均匀强化，但乏脂肪 RAML 具有强化均匀和持续的特点。MRI 检查 RAML 中的脂肪成分 T_1 加权像显示高信号，T_2 加权像显示低信号，压脂序列有助于与腹膜后脂肪鉴别。平扫 MRI 为诊断及随访 TSC-RAML 的首选影像学检查。

TSC 相关 RAML 的治疗 TSC-RAML 治疗的总体原则是最大限度地保留肾脏功能，延长患者生存时间。主要治疗方法包括观察等待、药物治疗、动脉栓塞和手术。对于部分低分级患者，观察等待可以是一种合适的处理方式，尤其是肿瘤直径 < 3cm、无明显不适症状的未成年患者。散发 RAML 干预标准为肿瘤直径 ≥ 4cm、有症状、疑似恶性肿瘤及育龄妇女中的 RAML。2012 年，国际 TSC 委员会推荐 mTOR 抑制药作为治疗 TSC-RAML 的一线治疗方案。目前，依维莫司是国内外唯一获得批准用于治疗 TSC-RAML 的 mTOR 抑制药。依维莫司治疗 TSC-RAML 期间应主动监测患者的肿瘤生长状况、血压和肾功能，最初每 6 ～ 8 周监测 1 次，直到患者无明显不良反应，然后每 3 ～ 4 个月监测 1 次。有择期手术时，术前 1 周应停止治疗，术后 1 周继续治疗。推荐选择性动脉栓塞为 TSC-RAML 破裂出血的首选治疗方案。对于 mTOR 抑制药治疗无效或进展的 TSC-RAML，具有恶性潜能的上皮样 AML 以及部分单个巨大的 TSC-RAML 患者，手术治疗是一种有效的选择。

六、病例点评

TSC-RAML 均为双肾多发性病变，属罕见的常染色体显性遗传性疾病，该患者存在典型的病史及皮肤病例改变及癫痫病史，因该病较罕见，故入院时未能即刻诊断，通过完善影像学检查及多学科会诊后才予以诊断。该病例入院时主诉主要为腹胀、腹痛、高热等症状，结合入院时影像学改变：双侧肾脏病变直径均 > 15cm。超声检查提示为不均匀中强回声，CT 检查提示 RAML 为混杂密度占位，可见脂肪密度影，肾脏正常结构消失，腹部膨隆明显，考虑为血管平滑肌脂肪瘤内出血伴感染所致，入院后予以积极抗感染，输血等对症治疗后症状明显好转。

RAML 的诊断最准确的方法为基因诊断，如无条件行基因诊断也可行临床诊断，TSC 的临床特征分为主要特征和次要特征。患者具有 2 个主要特征或 1 个主要特征加 2 个以上次要特征可确诊为 TSC。TSC 累及肾脏可表现为 RAML、多发肾囊肿及肾癌。RAML 可见于 70% ～ 80% 的成年 TSC 患者，常为双侧、多发病变、肿瘤大小及数量随年龄增长而逐渐增加，从而出现腹部巨大肿块、阵发性或持续性腹痛，甚至发生急性腹膜后大出血，严重者可造成低血容量休克甚至死亡，少数患者可出现肾功能不全、尿毒症等终末期肾病，是 TSC 成年患者最常见的致死原因。

　　TSC-RAML 治疗的总体原则是最大限度地保留肾脏功能，延长患者生存时间。主要治疗方法包括药物治疗、动脉栓塞和手术。该病例行对症治疗后全身状况明显改善。如发生急性大出血，选择性动脉栓塞为首选治疗方案。对于肿瘤体积较大者可先行 mTOR 抑制药依维莫司进行治疗，待瘤体缩小以后行手术治疗。

（李承勇）

第十一章 肾上腺疾病

病例 40 醛固酮瘤

一、病例摘要

患者：男性，57 岁，发现血压升高 6 年，检查发现双侧肾上腺肿物 2 个月。无腰痛，无头痛、头晕，无心悸、大汗，无恶心、呕吐。2018 年 1 月出现头晕、恶心、呕吐、头痛，伴有胸憋、双下肢无力，就诊于当地人民医院，行 CT 提示双侧肾上腺腺瘤。化验钾离子偏低（具体不详），给予控制血压（硝苯地平缓释片、依那普利片、螺内酯）、补钾治疗，效果可。

否认心脏病及糖尿病病史。

体格检查：体温 36.2℃，脉搏 86 次 / 分，血压 136/96mmHg，身高 180cm，体重 62kg。

辅助检查：血常规：RBC：4.38×10^{12}/L，HGB：140g/L，HCT：0.404L/L。皮质醇：41.34nmol/L，264.2nmol/L，192.4nmol/L。肾上腺四项：立位 PRA：1.54ng/（ml·h），AⅠ：2.47ng/ml，AⅡ：59.74pg/ml，ALD：283.59pg/ml。卧位 PRA：0.12ng/（ml·h），AⅠ：0.43ng/ml，AⅡ：62.53pg/ml，ALD：23.85pg/ml。肿瘤标志物无异常。

二、入院诊断

原发性醛固酮增多症。

三、鉴别诊断

1. 嗜铬细胞瘤 为起源于神经外胚层嗜铬组织的肿瘤，主要分泌儿茶酚胺，患者可因长期高血压致严重的心、脑、肾损害或因突发严重高血压而导致危象，危及生命，但如能及时、早期获得诊断和治疗，是一种可治愈的继发性高血压病。影像学都表现为肾上腺区占位性改变，嗜铬细胞瘤通常体积较大。

2. 皮质醇增多症 因肾上腺皮质长期分泌过多的糖皮质激素，引起脂肪、糖、蛋白质和电解质等代谢异常所致综合征。表现为：向心性肥胖，皮肤瘀斑（多见于下肢、前臂、手背），高血压，多毛，易于感染等症。血浆皮质醇测定，24小时游离皮质醇，24小时尿17-羟皮质类固醇对该病诊断很有意义。

四、治疗经过

入院后口服药物：螺内酯40mg，3次／日；氯化钾缓释片0.5g，3次／日；氨氯地平片5mg，1次／日。

CT示双侧肾上腺类圆形低密度病灶，左侧1.8cm×1.2cm，右侧1.5cm×.7cm。手术过程：麻妥，右侧卧位，常规消毒铺单。取左侧腋后线12肋下2cm处做长约3cm切口，以血管钳钝性穿入腹膜后间隙，手指扩张腹膜后空间，之后以自制气囊进一步扩张空间。手指引导下分别在腋中线髂棘上1.5cm、腋前线肋缘下1cm取切口，以10mm Trocar穿入。肋脊角处切口置入12mm Trocar，清理腹膜外脂肪，打开肾周筋膜，分别游离左肾腹侧、背侧，见左肾上腺区大小约1.5cm×1.0cm大小黄褐色肿物，包膜完整。游离该肿物，距离肿物边缘约0.3cm处以Hem-o-lok钳夹肾上腺，切除肿物。检查创面无活动性出血，置左腹膜后引流管，清点器械、纱布无误后关闭切口。术中出血约15ml，患者安返病房。

五、病例分析

原发性醛固酮增多症（primary hyperaldosteronism，PHA）系肾上腺分泌过量的醛固酮激素，引起以高血压、低血钾、低血浆肾素活性和碱中毒为主要表现的临床综合征，又称Conn综合征。PHA是继发性高血压的常见病因，顽固性高血压者PHA的发病率可达17%～20%。

临床上常用的实验室诊断方法为醛固酮-肾素比（aldosterone-to-renin ratio，ARR）。ARR值高于40ng/dl时可将未经治疗的APA患者成功鉴别出来。但此种方法可受多种因素影响，从而导致假阴性或假阳性。而低血钾并非PHA必有的表现，在醛固酮瘤患者中低血钾发生率约为50%，而特发性醛固酮增多症患者中仅有17%存在低血钾。

六、病例点评

定位诊断方面薄层CT为首选。CT诊断醛固酮瘤的敏感性为93.1%。与血清学指标比较，CT诊断醛固酮增多症特异性较差。目前公认CT对于直径＜1.5cm的肾上腺肿瘤缺乏足够的敏感性及特异性。对于相对难以定位诊断的病例，可采用选择性肾上腺静脉插管测定血浆醛固酮浓度。此检查也存在一定的弊端，如右肾上腺静脉插管困难、肾上腺出血、急性肾上腺功能低下等。

对于醛固酮瘤患者可行腹腔镜肾上腺腺瘤切除术或行患侧肾上腺切除术。对于双侧肾上腺增生且血压控制不理想患者，可考虑行单侧肾上腺切除术，必要时可二次行对侧肾上腺次全切除术。

（王振兴）

病例 41　嗜铬细胞瘤

一、病例摘要

患者：女性，50 岁检查发现左肾上腺占位 3 天，无腰痛，无血压升高，无头痛、头晕，无心悸、大汗，无恶心、呕吐。

否认高血压、心脏病及糖尿病病史。20 年前曾患肺结核，已治愈。

辅助检查：血常规：RBC：$4.46 \times 10^{12}/L$，HGB：126g/L，HCT：0.377L/L。皮质醇：168.71nmol/L，306.84nmol/L，191.71nmol/L。肾上腺四项：立位 PRA：90.8ng/(ml·h)，A Ⅰ：12ng/ml，A Ⅱ：116.27pg/ml，ALD：154.2pg/ml。卧位 PRA：2.17ng/(ml·h)，A Ⅰ：2.39ng/ml，A Ⅱ：82.61pg/ml，ALD：137.22pg/ml。

多肿瘤标志物无异常。彩超：左侧肾上腺区可见一不均质等回声，大小约 5.8cm×6.3cm，周界尚清，形态尚规则，其内可见多发囊性区，较大的范围约 1.1cm×1.0cm，内部及周边可见条状血流信号。CT：左侧肾上腺区可见一团块状软组织密度影，大小约 7.56cm×5.62cm×6.0cm，密度不均匀，其内可见低密度坏死灶，CT 值为 13～42HU，增强扫描，病灶不均匀强化，动脉期 CT 值为 22～139HU，门脉期 22～139HU，延迟期 22～93HU，左肾受压、移位。

二、入院诊断

嗜铬细胞瘤。

三、鉴别诊断

1. 原发性高血压　某些原发性高血压患者呈现高交感神经兴奋性，表现为心悸、多汗、焦虑、心输出量增加。但患者的尿儿茶酚胺是正常的。尤其是在焦虑发作时留尿测定儿茶酚胺更有助于除外嗜铬细胞瘤。

2. 皮质醇增多症　因肾上腺皮质长期分泌过多的糖皮质激素，引起脂肪、糖、蛋白质和电解质等代谢异常所致综合征。表现为向心性肥胖，皮肤淤斑（多见于下肢、前臂、手背），高血压，多毛，易于感染等症。血浆皮质醇测定，24 小时游离皮质醇，

24 小时尿 17- 羟皮质类固醇对该病诊断很有意义。

四、治疗经过

术前准备：酚苄明 10mg，2 次 / 日，口服，2 周。手术过程：麻妥，右侧卧位，常规消毒铺单。取左侧腋后线 12 肋下 2cm 处做长约 3cm 切口，以血管钳钝性穿入腹膜后间隙，手指扩张腹膜后空间，之后以自制气囊进一步扩张空间。手指引导下分别在腋中线髂棘上 1.5cm、腋前线肋缘下 1cm 取切口，以 10mm Trocar 穿入。肋脊角处切口置入 12mm Trocar。接腹腔镜机器腹肌清理腹膜外脂肪，打开肾周筋膜，分别游离左肾腹侧、背侧，见左肾上腺区大小约 8cm 实性肿物，包膜完整。该肿物与左肾上极及腹膜粘连明显，周围血管密集，出血较多。以 Hem-o-lok 结扎上述血管，并离断。游离过程中血压最高升至 160/92mmHg，切除肿物后患者血压波动于 110 ～ 130/78 ～ 95mmHg。检查创面无活动性出血，置左腹膜后引流管，清点器械、纱布，无误后关闭切口。术中出血约 1000ml，输浓红 4U，术后患者转入 ICU。

五、病例分析

嗜铬细胞瘤为来源于肾上腺髓质的产生儿茶酚胺的嗜铬细胞肿瘤，即肾上腺内副神经节瘤，而将交感神经和副交感神经节来源者定义为肾上腺外副神经节瘤。嗜铬细胞瘤患者在高血压人群中占比 0.1% ～ 0.6%。嗜铬细胞瘤也称 10% 肿瘤，即 10% 位于肾上腺外，10% 为双侧，10% 为多发，10% 为恶性，10% 为家族性。该肿瘤科发生于任何年龄，典型临床表现为头痛、心悸、多汗、高血压等。临床上嗜铬细胞瘤的定性诊断主要依靠临床表现及实验室检查，包括血、尿儿茶酚胺，血、尿 MNs，尿 VMA 等。影像学检查主要为 CT 和 MRI。CT 表现为类圆形肿块影，直径常为 3 ～ 5cm，大者直径可超过 10cm。体积小时肿瘤密度较均匀，密度类似于肾脏；当体积较大时因肿瘤出血、坏死存在而存在低密度表现，少数患者病变呈囊性变表现。由于嗜铬细胞瘤细胞团之间有丰富血窦，增强扫描嗜铬细胞瘤动脉期即出现中度及以上强化，且为持续延迟状态强化。MRI 表现为 T_1WI 信号强度与肌肉类似，T_2WI 呈明显高信号。

影像学方面嗜铬细胞瘤需与神经鞘瘤、节细胞神经瘤、肾上腺转移癌等相鉴别。神经鞘瘤来源于组织的施万细胞，多无临床症状，为体检时发现。其由 Antoni A 区和 B 区组成 A 区细胞致密，CT 上密度较高，MRI 上 T_2WI 呈稍高信号；B 区细胞稀疏，富含黏液基质，CT 呈水样低密度，MRI 呈长 T_1 长 T_2 信号，CT 增强扫描呈中等强化。节细胞神经瘤起源于交感神经节，为良性肿瘤。肿瘤质地较软，往往沿周围组织器官间呈嵌入式生长，可包绕大血管，但无明显压迫。CT 平扫时 CT 值多低于 40HU，约 20% 可见钙化，一般不出现坏死及囊变。增强扫描时早期无明显强化或轻度强化，延迟扫描时密度渐进性增加，但强化程度往往不及嗜铬细胞瘤。肾上腺转移癌患者有原发性恶性肿瘤病史，多见于肺癌、乳腺癌、肾癌等，多无肾上腺皮质功能紊乱表现，影像学表现不特异，可为双侧肾上腺区肿块。

六、病例点评

此患者无嗜铬细胞瘤常见临床表现，为肾上腺偶发瘤，术后病理提示为嗜铬细胞瘤，故此病例亦称为无症状嗜铬细胞瘤或功能静止型嗜铬细胞瘤。此类患者无明显临床症状，甚至生化检查也处于正常范围内。但是当面临应激或术中挤压肿瘤时，此类嗜铬细胞瘤仍然会分泌大量的儿茶酚胺，从而导致血压剧烈波动或心律失常。术前可依靠间碘苄胍实现进一步诊断，该检查的敏感性约为 80%，特异性为 95%～100%。此外，术前药物准备非常重要，首选 α-受体阻滞药酚苄明，可联合使用钙离子通道阻滞药和 β-受体阻滞药，药物准备时间多为 7～10 天，根据具体情况可适当延长准备时间以保证术中血压平稳。

（王振兴）

病例 42 多发性内分泌肿瘤综合征

一、病例摘要

患者：女性，48 岁，已婚。主因发现血压增高 1 年余，于 2016 年 2 月 25 日常诊入院。患者于 2015 年体检发现血压增高，伴肥胖，以颜面、颈、背部、腹部肥胖为主，同时颜面部潮红，较前增宽变圆，背部宽厚，皮肤菲薄，碰触后易出现淤斑，行腹部 CT 检查提示右侧肾上腺占位性病变，予以口服替米沙坦、硝苯地平缓释片血压控制较差，平时血压 160/100mmHg，现患者就诊我院。患者发病以来，精神食欲可，睡眠好，大小便正常。糖尿病病史 1 年，皮下注射胰岛素诺和龙，血糖控制平稳。2015 年 3 月在我院诊断为脑垂体瘤，未治疗。2015 年 6 月因甲状旁腺腺瘤在我院行甲状旁腺切除术，术后恢复可。

否认肝炎、结核等传染病史，否认心脏病病史，否认外伤史，否认输血史，否认食物过敏史。

体格检查：体温 36.8℃，脉搏 90 次/分，呼吸 20 次/分，血压 177/113mmHg，身高 165cm，体重 70kg。颜面潮红，满月脸，向心性肥胖，皮肤瘀斑（腹部、双下肢及双前臂多见），双侧腰部曲线对称未见局限性隆起，双肾区未触及包块状肿物，双肾叩击痛（-），沿双侧输尿管走行区无压痛，未触及肿物。膀胱区未见局限性隆起，压痛（－）。

辅助检查：①腹部 CT（2016 年 5 月）：右侧肾上腺区可见一大小约 4cm×3cm 类圆形肿瘤，形态规则，与周围组织界限清楚（图 11-1）；②头颅 MRI（2015 年 5 月）：垂体区占位，大小约 0.5cm×0.3cm，考虑垂体瘤。

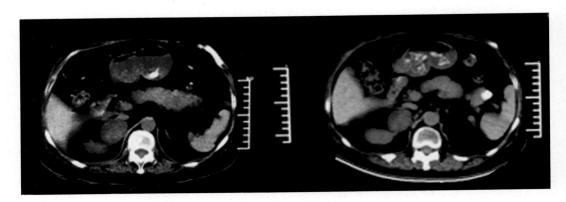

图 11-1　腹部 CT

二、入院诊断

1. 多发性内分泌肿瘤综合征。

2. 右肾上腺腺瘤。

3. 高血压病 3 级（高危）。

4. 继发性糖尿病。

5. 脑垂体瘤。

6. 甲状旁腺切除术后。

三、鉴别诊断

1. 皮质醇增多症　因肾上腺皮质长期分泌过多的糖皮质激素，引起脂肪、糖、蛋白质和电解质等代谢异常所致综合征。表现为：向心性肥胖，皮肤淤斑（多见于下肢、前臂、手背），高血压，多毛，易于感染等症。血浆皮质醇测定，24 小时游离皮质醇，24 小时尿 17- 羟皮质类固醇对该病诊断很有意义。

2. 原发性醛固酮增多症　以动脉高血压、自发性低血钾、周期性肌无力、麻痹、高醛固酮血症、血浆肾素活性降低、高尿钾为主要表现。醛固酮抑制试验表现为：原醛症病人醛固酮分泌呈自主性，不受抑制。肾素活性刺激试验表现为肾素活性受抑制。

3. 嗜铬细胞瘤　90% 为良性，表现为突发性高血压 200/140mmHg，伴剧烈头痛、头晕、多汗、心悸、气短、紧张。发病时血浆中儿茶酚胺及其代谢产物明显增高，对该病诊断有肯定意义。

四、治疗经过

入院后积极完善相关检查，予以降血压、降血糖、术前扩容等治疗后，行后腹腔镜右侧肾上腺腺瘤切除术，术后予以皮质醇激素治疗。

出院诊断：多发性内分泌肿瘤综合征、右肾上腺腺瘤、高血压病 3 级（高危）、继发性糖尿病、脑垂体瘤、甲状旁腺切除术后。

五、病例分析

多发性内分泌腺瘤（multiple endocrine neoplasia，MEN）是指在同一患者身上同时或先后出现 2 个或 2 个以上的内分泌腺体肿瘤，或增生而产生的一种以受累腺体功能亢进为表现的临床综合征。MEN 为常染色体显性遗传性疾病，外显率高，根据临床表现、病理特点和分子遗传学的不同，将 MEN 分为两型，即 MEN-1 和 MEN-2。其中 MEN2 进一步可为分为 MEN2A、MEN2B 和家族性甲状腺髓样癌。

MEN-1 型 1954 年由 Wermer 初次报道，又名 Wermer 综合征，主要累及甲状旁腺、肠 - 胰腺和垂体前叶。MEN- Ⅱ A 型又名 Sipple 综合征，主要表现为甲状腺髓样癌、嗜铬细胞瘤和甲状旁腺瘤。MEN- Ⅱ B 型除 MEN-1IA 表现外，尚有黏膜神经瘤（舌、唇、眼睑、胃肠道）、类 Marfan 综合征体态。MEN-1 型的发病机制是 MEN-1 基因所在的 11 号染色体长臂丢失（11q13）导致基因缺失或突变引起神经内分泌细胞过度增生从而形成肿瘤，发病率在人群中占 2/10 万～ 20/10 万，男女发病率相同，其中甲状旁腺是 MEN-1 型中最常见的受累腺体，常导致原发性甲状旁腺功能亢进，患病率可高达95%。

MEN2 是一种以 MTC 为主要发病特征，伴发肾上腺嗜铬细胞瘤或甲状旁腺功能亢进的一类遗传性疾病；RET 原癌基因的错义突变是 MEN2 发病的分子基础。MEN2 由 RET 原癌基因突变引起。配体结合或激活突变引起 RET 受体二聚体化，导致细胞内酪氨酸残基磷酸化。基因突变的结果导致不依赖受体二聚体化的酪氨酸激酶持续激活，并与特异性底物结合，使底物磷酸化。当突变的受体与配体结合后，在细胞内选择性的下游信号传递中起重要作用，可能导致嗜铬细胞增生失控和激素水平增高，促进肿瘤形成。

MEN2 型多于青少年发病，其中 MEN2 型起病更早。MEN2 型是最常见的类型，表现为甲状腺髓样癌合并嗜铬细胞瘤和甲状旁腺肿瘤 MEN2 型患者还包括特征性的表现，比如马凡体形、多发的黏膜神经瘤，以及骨骼肌肉的改变。MEN2 型患者很少出现甲状旁腺病变，MEN Ⅱ 的病变主要累及甲状腺细胞、肾上腺髓质、甲状旁腺及肠道自主神经丛 4 种组织，这些组织均有 RET 表达。

六、病例分析

从该患者的诊断过程中，得出以下几点体会：①患者主因发现血压增高 1 年余，然后进行其他项目检查发现有甲状旁腺腺瘤、垂体瘤及肾上腺腺瘤，MEN-1 诊断不除外，无血尿、肾绞痛、溢乳闭经、肢端肥大、发作性胸闷心悸、出汗、苍白、血压升高等症状和体征，提示本病在临床上可表现为无症状，很容易漏诊，需要提高认识以便早期诊断和治疗；②多发性内分泌腺瘤病病因复杂，且多个腺体受累可同时或先后发生，有的患者往往在出现第一个腺体的病变若干年后，才发生其他腺体的病变，给诊断带来困难，临床上容易漏诊。对于发现有一种内分泌腺瘤的病人应考虑到 MEN 的可能，应详细询问病史，尤其要注意对常见累及的腺体进行相关内分泌腺激素及影像学检查，避免漏诊受累器官病变。以便能做较彻底治疗；③MEN 的治疗主张早期手术切除，该患者因临床表现不典型，目前已行右侧肾上腺腺瘤切除术，但也应长期随访，一旦出现症状及时手术，并对患者及其一级亲属进行基因测序。

（李承勇）

第十二章 肾囊性疾病

病例 43 单纯性肾囊肿

一、病例摘要

患者男性，51 岁。于 2 个月前体检发现右肾囊肿，约 5cm 大小，无明显腰困、血尿、发热等不适症状。

既往高血压病史 5 年，规律口服氨氯地平 5mg/d 治疗，血压控制平稳。已婚，生育 1 子，无家族遗传病史。

体格检查：生命体征平稳，双肾区叩痛（−），双侧输尿管未及压痛，膀胱区无明显膨隆，阴茎发育正常。

辅助检查：①泌尿系彩超：右肾中下极可探及一无回声反射，大小约 6.6cm×5.5cm，周界清，有包膜，CDFI：其内未见明显血流信号；②腹部 CT 平扫：右肾中下极类圆形低密度影，直径约 6.7cm，密度均匀，边界清楚，其内未见分隔、钙化，CT 值 10HU（图 12-1）；③静脉肾盂造影：右侧肾盂肾盏受压向内上移位，未见膨大积水（图 12-2）。

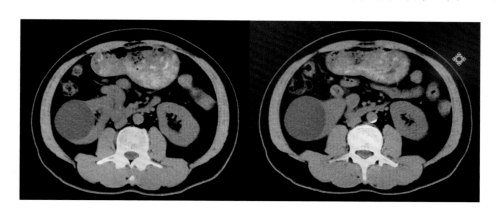

图 12-1 腹部 CT 平扫

159

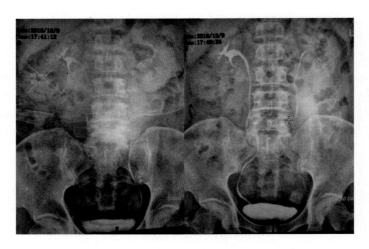

图 12-2　静脉肾盂造影

二、入院诊断

右肾囊肿 Bosniak Ⅰ级。

三、鉴别诊断

1. 肾积水　严重肾积水时可有腰部酸痛和腰腹部囊性肿块，但 IVU 及逆行肾盂造影显示肾盂肾盏扩大；B 超、CT 检查示肾中心部液性暗区，肾实质变薄。

2. 肾盏憩室　B 超检查可发现肾脏囊性肿块。排泄性尿路造影可见憩室内有造影剂。

3. 多房性肾囊肿　又称复杂性肾囊肿。B 超和 CT 见肾实质内囊性病变。但囊肿内部被分隔成多个液性暗区。

四、治疗经过

全麻下行腹腔镜右肾囊肿去顶术：左侧卧位，安置穿刺套件，置入腹腔镜，术中可见右肾下极外侧囊性肿物，囊壁菲薄，分离囊肿，大小约 7.5cm×5.5cm，切开囊肿，囊液清亮淡黄，吸尽囊液，可见囊内光滑，未见出血及肿物，未见与肾盏及肾盂相通之管道，距肾实质边缘 1.0cm 处切除多余囊壁，创缘止血，留置肾周引流管，缝合伤口，术毕。出院诊断：右侧单纯性肾囊肿。

五、病例分析

单纯性肾囊肿在 50 岁以上年龄段人群发生率较高，可达 50%，儿童中少见，所以要鉴别是否为囊性 Wilms 瘤。通常无明显症状，多为体检发现，如出现囊内出血可有患侧肾区疼痛表现，偶有感染，血尿极少。肾囊肿极少情况会缩小或消失，但由于集合系统及肾周压力增高可能会导致囊肿破裂，多数会出现有血尿及患侧腰腹疼痛症状。

超声为首选检查，多显示为圆形、密度均匀、分界清晰的无回声占位。CT可见囊壁菲薄不易观察，其内密度接近于水，CT值不超过20HU，增强无强化。对于较小的囊肿，MRI可提供较可靠的诊断依据，T_1加权为低信号，T_2加权则为高信号。囊肿出血，CT下可见其边缘光滑，平扫中呈高密度，边界清晰，增强后无强化或轻微强化。血性囊肿在磁共振所有序列中均呈高信号。

肾囊肿进展慢、预后好，可随诊观察。手术指征为：①＞5cm；②存在压迫梗阻征象；③可疑恶变；④有疼痛症状或心理压力。腹腔镜肾囊肿去顶术，近年来已成为治疗该病的金标准。

六、病例点评

单纯性肾囊肿并不难诊断，而对于复杂囊肿仍需仔细鉴别，为了更好地评估及指导后续治疗，Bosniak将肾囊性占位分为4级。

Ⅰ级：单纯性肾囊肿。

Ⅱ级：可有无强化的分隔或细小边缘钙化，恶性度较低；还有囊壁或分隔轻度增厚，增强后仍无强化，但有轻度恶性可能，需随访监测。

Ⅲ级：恶性率约50%，可有复杂的分隔、多房、厚壁及重度钙化，增强后可有强化，需手术切除病理确诊。

Ⅳ级：高度提示恶性，存在强化的实性成分或不规则增厚的囊壁，需按照恶性肿瘤来治疗。

（裴　亮）

病例44　多囊肾

一、病例摘要

患者：男性，60岁，于2年前因"间断乏力、纳差、少尿"就医，化验肾功能异常（肌酐1030μmol/L），且超声提示多囊肾、多囊肝，入住肾内科，规律行血液透析治疗。近2个月间断有腰部困痛症状，1个月前出现寒战、高热，伴右侧腰腹部疼痛加重，抗炎治疗后症状缓解，相关检查提示多囊肾较前明显加重，故转我科诊治。发现高血压病2年，最高可达180/100mmHg，目前口服药物治疗，血压控制尚平稳。

体格检查：血压：127/86mmHg，身高：175cm，体重：70kg。慢性病容，左前臂动静脉内瘘术后。

辅助检查：①泌尿系超声：双肾形态失常，体积增大，左肾约27.8cm×9.3cm，右肾约29.7cm×9.6cm，于肾内可探及数个大小不等的类圆形无回声，界清，有包膜，部分囊肿透声差，左侧较大的约4.2cm×3.6cm，右侧较大的约7.9cm×4.7cm。左肾下极可见一类圆形低回声，大小约5.1cm×3.7cm，有包膜。CDFI：其内及周边未见明显血流信号。余可见少许肾实质回声；②腹部CT平扫（图12-3）：肝实质内多发类圆形低密度影，较大的约6.2cm，胆囊及胰腺未见明显异常，双侧肾脏形态失常，可见多发类圆形低密度影；③实验室检查：白蛋白：28.7g/L，肌酐：585.0μmol/L，血红蛋白：81g/L，血白细胞：10.12×10^9/L，中性粒细胞百分比：87.5%。

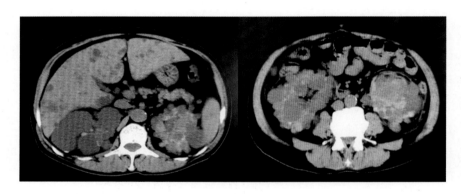

图12-3 腹部CT平扫

二、入院诊断

1. 多囊肾。

2. 囊内出血伴感染。

3. 多囊肝。

4. 慢性肾衰竭。

5. 高血压病。

6. 低蛋白血症。

7. 贫血。

三、鉴别诊断

1. 多囊性发育不良肾　是由多发大小不等的囊肿及纤维组织组成，肾集合系统发育不良，无肾实质功能。

2. 多房囊性肾肿瘤　边界清晰，其内多发大小不等的囊肿，但囊液多清亮，很少会有出血及坏死改变。

四、治疗经过

1. 完善相关检查，纠正低蛋白血症，规律血液透析，评估手术适应证及手术风险。

2. 全麻下行腹腔镜右侧多囊肾囊肿去顶减压术，术中探查可见多个囊肿内呈浓稠褐色陈旧性出血，切除囊壁，留置引流。

3. 术后抗感染、对症治疗。

术后 10 日，复查 CT（图 12-4）。

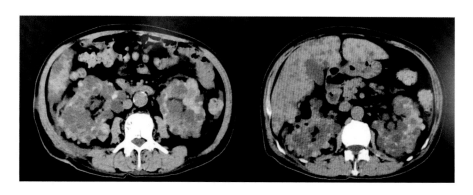

图 12-4 复查 CT

出院诊断：多囊肾、囊内出血伴感染、多囊肝、慢性肾衰竭、高血压病、低蛋白血症、贫血。

五、病例分析

多囊肾可分为常染色体隐性遗传型和显性遗传型，前者多见于婴幼儿，后者多见于成人。本例患者即为常染色体显性遗传性多囊肾（autosomal dominant polycystic kidney disease，ADPKD），该型多囊肾有以下特点：①双肾同时病变，肾脏体积增大，多发囊肿，多可合并感染、出血；②多有家族史；③多合并肝囊肿；④肾功能渐损、肾衰竭；⑤因肾素分泌增多，故多有高血压病史。

临床以腰、腹部疼痛为首发症状，也可出现血尿，查体可触及增大的肾脏。急性疼痛可由于囊肿出血或感染致肿胀引起，慢性疼痛由于囊肿增大，牵拉肾被膜所致。绞痛症状多为继发结石、出血或压迫引起尿路梗阻所致。超声及 CT 为常规检查方案，均提示肾脏体积明显增大，有无数个大小不等的肾囊肿。MRI 检查易于诊断，急性出血可表现为高信号，但随时间延长，可有不同表现，囊肿内感染则表现为介于单纯囊肿和急性出血之间的信号。70％的多囊肾会有囊内出血，但肾周出血很少发生。

六、病例点评

该病例诊断明确，影像学呈典型表现，已发展至肾衰竭阶段，规律行血液透析。本次因右侧多囊肾感染伴囊内出血就医，故腹腔镜手术去顶减压可对缓解残存正常肾脏组织压力有一定的作用，且利于囊内感染的控制。如疼痛、出血、感染严重并难以控制的，尤其是体积巨大的多囊肾，可选择手术切除，并可同期行肾移植术。

（裴　亮）

病例 45　肾盂旁囊肿

一、病例摘要

患者：男性，45 岁。主因体检发现右肾囊肿 1 年，不伴明显腰困、血尿、发热等不适症状。既往高血压病史 2 年，规律口服尼群地平 5mg/d 治疗，血压控制平稳。已婚，生育 1 子，无家族遗传病史。

体格检查：生命体征平稳，双肾区叩痛（-），双侧输尿管未及压痛，膀胱区无明显膨隆，阴茎发育正常。

辅助检查：①泌尿系彩超：右肾中极可探及一无回声反射，大小约 6.6cm×5.5cm，周界清，有包膜，CDFI：其内未见明显血流信号；②腹部 CT 平扫：右肾中极肾门处可见一类圆形低密度影，直径约 6.7cm，密度均匀，边界清楚，其内未见分隔、钙化，CT 值 10HU。

二、入院诊断

右肾盂旁囊肿。

三、鉴别诊断

1. 肾积水　严重肾积水时可有腰部酸痛和腰腹部囊性肿块。但 IVU 及逆行肾盂造影显示肾盂肾盏扩大；B 超、CT 检查示肾中心部液性暗区，肾实质变薄。

2. 肾盏憩室　B 超检查可发现肾脏囊性肿块。排泄性尿路造影可见憩室内有造影剂。

3. 多房性肾囊肿　又称复杂性肾囊肿。B 超和 CT 见肾实质内囊性病变。但囊肿内部被分隔成多个液性暗区。

四、治疗经过

全麻下行腹腔镜右肾盂旁囊肿去顶术：左侧卧位，安置穿刺套件，置入腹腔镜，术中可见右肾中极外侧囊性肿物，囊壁菲薄，分离囊肿，大小约 7.5cm×5.5cm，切开囊肿，囊液清亮淡黄，吸尽囊液，可见囊内光滑，未见出血、分隔及肿物，未见与肾盏及肾盂相通之管道，距肾实质边缘 1.0cm 处切除多余囊壁，创缘止血，留置肾周引流管，缝合伤口，术毕。出院诊断：右肾盂旁囊肿。

五、病例分析

肾盂旁囊肿是靠近肾盂的肾实质单纯性囊肿，常向肾窦门内伸展，具体发生机制尚不清楚，有学者认为是由于先天性发育或慢性淋巴管炎症所致淋巴管梗阻扩张引起。肾盂旁囊多见于 40 岁以上，男女发病率无明显差异。此病进展较为缓慢，患者多无明显症状或伴有可忍受的患侧腰部胀痛不适。若囊肿较大压迫肾集合系统或肾蒂血管，则可引起一系列症状，如腰痛、肉眼血尿或镜下血尿。肾盂积水并发结石、肾血管性高血压等。肾盂旁囊肿因位置靠近肾盂，较小时就易引起集合系统或肾蒂血管的压迫症状。B 超为肾盂旁囊肿的首选检查方法，起到筛查性作用。囊肿较大时，与肾积水较难鉴别，临床往往以肾积水收入院，CT 检查对肾盂旁囊肿的确诊率较高。泌尿系 CT 增强检查可见肾盂旁囊肿为低密度影，接近水的密度，CT 值为 0～20HU，增强前后 CT 值变化不大。采用泌尿系统三维重建技术，可较准确地提供囊肿的位置及与肾蒂血管的关系。肾盂旁囊肿需要与肾积水鉴别诊断，由于囊肿靠近肾盂，一旦将肾积水误认为肾囊肿切开会造成尿瘘，因此，术前需注意增强 CT 检查的排泄期或静脉肾盂造影，注意集合系统受压变形情况及造影剂是否进入囊肿。肾盂旁囊肿行手术治疗的目的是引流囊肿的内容物，防止囊液进一步压迫肾脏。肾盂旁囊肿手术的治疗方法多样，常见术式如 B 超或 CT 引导下经皮肾囊肿穿刺加硬化剂注入术，输尿管软镜下肾盂旁囊肿切开内引流术。腹腔镜下或开放肾盂旁囊肿去顶术、机器人辅助肾盂旁囊肿去顶术等。

六、病例分析

该患者无明显症状，体检发现肾盂旁囊肿，腹腔镜下肾囊肿去顶术目前已成为治疗肾盂旁囊肿的临床首选治疗方式，可分为经腹腔途径或经后腹腔途径。经后腹腔途径有以下优势：①经后腹腔途径更容易游离暴露肾盂和肾蒂血管，避免损伤肾盂和肾蒂血管；②对腹腔脏器干扰较小，发生尿漏及腹腔感染的风险相对较低；而经腹腔途径受到肠道及肝、脾的干扰，术中需要切开侧腹膜，向内推开肠管。

经后腹腔途径劣势在于：①经后腹腔途径术野空间狭小，而经腹腔途径操作的空间大，解剖标志较为清楚；②经后腹腔途径较难同时处理双侧肾盂旁囊肿，而经腹腔途径可一期完成。对于普通肾囊肿，腹腔镜手术可直接暴露囊肿，随后进行分离切除；对于位置位于腹侧的肾盂旁囊肿，后腹腔镜下分离顺序可优先分离肾脂肪囊腹侧与肾周筋膜之间的间隙，直达腹侧肾门水平，然后再分离肾背侧间隙。将肾下极，腹、背侧充分游离并向上抬起以更好暴露囊肿。对于位置偏腹侧的肾盂旁囊肿，也可选择经腹腔途径手术。经腹腔途径手术野空间相对较大，肾盂旁囊肿暴露更加充分，降低了分离难度，术中应避免肠管及脾、肝对腹腔镜操作中的干扰。对于靠近肾脏背侧的囊肿，则可直接沿腰大肌前方打开肾周脂肪囊，暴露肾盂后找到肾盂旁囊肿，一般无须将肾下极的背侧和腹侧完全游离。

（李承勇）

第十三章 其 他

病例 46 精索静脉曲张

一、病例摘要

患者：男性，28 岁。结婚 1 年，不育。站立较长时间后左侧阴囊坠胀不适，无尿频、尿急、尿痛、腰困、血尿等不适症状。

既往体健，已婚未育，无家族遗传病史。

体格检查：阴囊左侧松弛，左侧睾丸位置明显偏低，左侧精索区域触及"蚯蚓状"质软团块。右侧精索区域未及异常。双侧睾丸、附睾大小、形态正常，无触痛。

辅助检查：①阴囊彩超提示：左侧精索静脉最大内径 3.1mm，Valsalva 试验可探及反流。右侧精索静脉最大内径 1.5mm，Valsalva 试验未探及反流，双侧睾丸大小基本正常；②泌尿系彩超提示：双肾、双侧输尿管及膀胱未见异常，腹膜后未见明显肿大淋巴结；③精液常规：精液量 4ml，40 分钟液化，精子浓度 $13 \times 10^6/ml$，检查精子总数 334 个，A 级 12%，B 级 16%，精子活率 43%，形态正常，无畸形。

二、入院诊断

1. 左侧精索静脉曲张 II 度。

2. 不育。

三、鉴别诊断

精索静脉曲张常需与以下疾病相鉴别：①丝虫性精索淋巴管曲张：精索粗厚，迂曲，扩张，与精索静脉曲张相似，但有反复发作的丝虫性精索炎的病史，触诊于精索下部有较细小的索团状肿物，立位明显，卧位减轻，透光检查不呈现静脉的紫蓝色。入睡后外周血中可查到微丝蚴；②丝虫性精索炎：阴囊部坠胀不适，精索增厚，但反复发作性局部剧痛或钝痛，并向下腹部反射，精索增粗，压痛明显，精索下端可出现小硬结；③输精管附睾结核：阴囊部位坠胀不适，但输精管增粗呈串珠状硬性改变，附睾尾部有不规则肿大、变硬及硬结，可与阴囊粘连形成窦道。

四、治疗过程

全麻下行腹腔镜精索静脉高位结扎术治疗。

出院诊断：①左侧精索静脉曲张Ⅱ度；②不育。

五、病例分析

本例患者诊断为左侧精索静脉曲张。文献报道，90％精索静脉曲张发生于左侧，左侧发病率高与下列原因有关：①人体平时多取直立姿势，使精索静脉内血流必须克服重力自下而上回流；②静脉壁及邻近的结缔组织薄弱或提睾肌发育不全，削弱了精索内静脉周围的依托作用；③左侧精索内静脉瓣膜缺损或关闭不全多于右侧；④左侧精索内静脉位于乙状结肠后面，易受到肠道压迫影响其通畅；⑤左精索静脉呈直角进入肾静脉，行程稍长，静水压力较高；⑥左肾静脉位于主动脉与肠系膜动脉之间，肾静脉受压可影响精索内静脉回流，形成所谓近端钳夹现象；⑦左髂总动脉可能使左髂总静脉受压，影响左输精管静脉回流，形成所谓远端钳夹现象。

六、病例点评

精索静脉曲张（VAC）是指精索内静脉蔓状静脉丛的异常伸长、扩张和迂曲。精索静脉曲张的发病率占男性人群的10％～15％，多见于青壮年。目前已公认可触及的精索静脉曲张可影响生育。本例患者精液常规多项指标不符合正常精液标准。精索静脉曲张引起不育的原因至今尚未完全阐明，可能与以下因素有关：①精索静脉内血液滞留，使睾丸局部温度升高，生精小管变性影响精子的发生；②血液滞留影响睾丸血液循环，睾丸组织内二氧化碳蓄积影响精子的发生；③左侧精索静脉反流来的肾静脉血液，将肾上腺和肾脏分泌的代谢产物如类固醇、儿茶酚胺、5-羟色胺可引起血管收缩，造成精子过早脱落；④左侧精索静脉曲张可影响右侧睾丸功能，因双侧睾丸间静脉血管有丰富的交通支，左侧精索静脉血液中的毒素可影响右侧睾丸的精子发生。

（郭　超）

病例47　睾丸鞘膜积液

一、病例摘要

患者：男性，27岁。左侧阴囊肿大半年，加重1个月。患者半年前无明显诱因发现左侧阴囊肿物，肿物缓慢增大，昼夜无明显变化，无疼痛，亦无明显尿频、尿急、尿痛、发热等不适。近1个月来肿物逐渐增大，伴下坠感，影响活动，来我院就诊，门诊以"左侧阴囊包块"收住我科。患者入院以来精神食欲可，无明显消瘦，大、小便正常，夜间睡眠好。

1岁时曾行"左腹股沟疝修补术"，无吸烟、嗜酒史，无其他特殊疾病病史。未婚未育，无家族遗传病史。

体格检查：左侧阴囊明显增大，呈梨形，表面光滑，大小约5cm×6cm，睾丸附睾触摸不清，透光试验阳性，平卧位用手按压肿物大小无变化。右侧睾丸及附睾未见明显异常。

辅助检查：阴囊彩超检查示：左侧睾丸鞘膜积液，大小约4.7cm×5.5cm。血常规、凝血试验、肝肾功能、血电解质均正常，胸片及心电图正常。

二、入院诊断

1．左侧睾丸鞘膜积液。

2．左腹股沟疝修补术后。

三、鉴别诊断

1．腹股沟疝　阴囊内或腹股沟可及肿物，除非发生绞窄，一般疝内容物可还纳，立位时出现，平卧位消失，外环口增大，咳嗽时有冲击感，叩诊鼓音，可听到肠鸣音，透光试验阴性。鞘膜积液立卧位时大小无改变，透光试验阳性。

2．交通性鞘膜积液　当鞘状突未闭，腹腔和鞘膜腔相通，腹腔内液可流至鞘膜腔，鞘膜腔液也可以流回腹腔，因此鞘膜体积与体位有明显关系，患者表现为站立位时阴囊增大，平卧位时缩小。

3．精索鞘膜积液　位于睾丸上方，或腹股沟内，体积小，可为多囊性，张力大，沿精索生长，囊肿可遂精索移动，其下方可触及睾丸和附睾。

4．精液囊肿　常位于睾丸上方，附睾头部，多呈圆形，体积较小，一般在2cm左右，可清楚摸到睾丸，诊断性穿刺可抽出乳白色液体，内含死精子。

5．睾丸肿瘤　呈实性肿物，有沉重感，透光试验阴性，质地坚硬无弹性，一般呈持续性增长。B超或CT检查有助于鉴别。

6．睾丸梅毒　患者常有冶游史，睾丸肿大并有结节，质地硬而无感觉，有面团感觉，血康华反应阳性。

四、治疗过程

腰麻下行左侧睾丸鞘膜翻转术。

出院诊断：左侧睾丸鞘膜积液、左腹股沟疝修补术后。

五、病例分析

睾丸鞘膜积液有原发性和继发性两种。原发性病因不明，病程缓慢，常为鞘膜慢性炎症反应，可能与创伤和炎症有关。继发者则有原发疾病，如急性睾丸炎、附睾炎、疝修补、阴囊手术后或继发高热、心力衰竭等全身症状时，表现为急性鞘膜积液。慢性鞘膜积液见于睾丸附睾炎症、结核、梅毒及肿瘤等。在热带和我国南方，通常有因丝虫病或血吸虫病引起的鞘膜积液。婴儿型鞘膜积液与淋巴系统发育迟缓有关，当鞘膜的淋巴系统发育完善后，积液可自行吸收。

六、病例点评

本病诊断不困难，一侧阴囊内逐渐增大的无痛性肿物，触之光滑、囊性，透光试验阳性可诊断。睾丸鞘膜积液的治疗分为非手术治疗和手术治疗。随访观察适用于病程缓慢，积液少、张力小、长期不增大，并且无明显症状者。婴幼儿鞘膜积液往往可自行吸收，也不需要治疗。鞘膜翻转术是临床最常用的手术方式，手术简单，效果好。

（郭　超）

病例 48　睾丸扭转

一、病例摘要

患者：男性，16 岁。于入院当日早晨 7 时，无明显诱因出现左侧阴囊内疼痛，伴呕吐 2 次，呕吐物为胃内容物，无尿频、尿痛、血尿、腰腹部困痛症状，不伴发热、乏力、头晕、头疼等症状，急诊我院。

既往体健，无性生活。

体格检查：生命体征平稳，双肾区叩痛（-），双侧输尿管未及压痛，膀胱区无明显膨隆，阴茎发育正常，阴囊皮肤无明显红肿，左侧阴囊略大，触诊左侧睾丸呈横位，抬高左侧睾丸疼痛加剧，触压痛明显，左侧提睾肌反射消失，右侧睾丸未触及明显异常。

辅助检查：阴囊彩超提示：左侧睾丸血流信号减少，左侧睾丸鞘膜积液。

二、入院诊断

急性左侧睾丸扭转。

三、鉴别诊断

1. 急性附睾炎　一般表现为阴囊红肿疼痛，查体可触及附睾明显肿大且触痛明显，实验室检查可有血白细胞升高，彩超提示附睾体积增大，血流信号丰富。

2. 急性化脓性睾丸炎 阴囊红肿疼痛症状明显，常伴随寒战、高热，睾丸体积增大，血白细胞增高，超声检查睾丸可有液性暗区。

四、治疗经过

1. 急诊完善血尿常规及凝血、肝功能及肾功能离子、术前免疫化验。

2. 急诊行左侧睾丸扭转复位固定＋右侧睾丸固定手术 打开左侧睾丸鞘膜腔，可见左侧睾丸呈暗蓝色改变，可见睾丸上方精索扭转，顺时针方向扭转约360°，松解精索，使睾丸呈自然状态，温水湿敷睾丸30分钟，可见睾丸暗蓝色有所改善，将睾丸置入阴囊腔内，并固定于阴囊壁，然后探查右侧睾丸未见明显异常，固定于阴囊壁。

3. 术后预防性使用抗生素48小时。

出院诊断：急性左侧睾丸扭转。

五、病例分析

睾丸扭转发病急骤，多于睡眠中发病，患者一侧睾丸和阴囊会剧烈疼痛。扭转初起时疼痛还局限在阴囊部位，以后会向下腹和会阴部发展，同时还会伴有呕吐、恶心或发热，阴部出现红肿、压痛。如果发生睾丸扭转，最好的治疗方法就是进行手术。手术方法包括手术复位和手法复位两种。

睾丸扭转做出诊断后，应争取时间立即手术复位，争取在症状出现6小时内完成手术。将扭转的睾丸复位后观察血运正常，再行睾丸、精索与阴囊内层鞘膜间断缝合固定，以免术后复发。如术中发现睾丸血循环极差，复位后仍不能恢复，应切除睾丸。

术后可以冰敷，以减轻疼痛和水肿，同时还要用"丁"字带将阴囊支持固定一周，使正常功能逐渐恢复。

六、病例点评

睾丸扭转是泌尿外科急诊常见重要疾病，多发于青少年，发病时间多以夜间休息或剧烈活动后，呈持续性疼痛，可伴有恶心、呕吐及腹股沟区的放射痛。临床上易被误诊为急性睾丸附睾炎，延误病情，从而致睾丸坏死。故对于青少年，无性生活的患者，应高度重视。典型查体可触及睾丸上移横位，阴囊抬举试验阳性，且伴提睾肌反射消失。阴囊彩超为较可靠的诊断依据，血流动态显像可提示睾丸血流信号减少或消失。

确诊或高度怀疑病例，应积极急诊手术探查，如扭转时间短，可复位，睾丸仍可恢复活力；如扭转时间过长，则睾丸缺血坏死，需手术切除，并将对侧睾丸固定以预防扭转。

（张峻龙）

病例 49　阴茎异常勃起

一、病例摘要

患者：男性，53 岁，阴茎异常勃起 60 小时。患者于 60 小时前，晨起无诱因出现阴茎勃起，症状持续存在，不能疲软，无发热、头晕、恶心、腹痛、血尿及排尿困难等症状，未诊治。当日下午出现阴茎疼痛、皮肤水肿，自行冰敷效果差。2 日后收住入院。自发病以来，精神食欲差。

既往史：2013 年诊断抑郁症，目前口服米氮平，半片／日，效果较好。对磺胺类过敏。个人史：吸烟 40 年，5 支／日。婚育史：30 岁结婚，育有 1 女。家族史：父母体健，无家族遗传病。

体格检查：心、肺（－），腹软无压痛，肾区无叩痛，可见阴茎肿大，变硬，持续勃起状态，触痛明显，可见皮肤阴茎皮肤水肿。双侧阴囊发育正常，双侧睾丸及附睾未触及异常。

辅助检查：胸部 X 线片：未见异常。心电图结果正常。泌尿系超声示：双肾、输尿管、膀胱未见异常。超声造影及阴茎海绵体血气分析均提示：静脉性阴茎异常勃起。

二、入院诊断

1. 阴茎异常勃起。
2. 抑郁症。

三、鉴别诊断

本病需与低流型异常勃起相鉴别。海绵体血气分析对确定异常勃起类型是非常有用的，即血气分析值与静脉血相似表明是低流型异常勃起，与动脉血相似表明是高流型异常勃起。所有异常勃起发病时均为高流型，此时血气值测定无法鉴别。^{99m}Tc 扫描可作为鉴别两种类型的手段，动脉型异常勃起摄入高，静脉闭塞型异常勃起摄入低。海绵体造影，静脉血淤积表明静脉闭塞型，海绵体快速回流为动脉型。首选血气分析进行诊断及鉴别诊断，如有疑问可行海绵体动脉和海绵体彩色双功超声扫描。在低流型异常勃起可见到最小的动脉血流及扩张的海绵体，而外伤性高流型异常勃起动脉破裂区域血液无调节性淤积。

四、治疗经过

全麻下行阴茎头 – 阴茎海绵体分流术。

出院诊断：阴茎异常勃起、抑郁症。

五、病例分析

阴茎异常勃起是指与性刺激无关的阴茎持续勃起超过 6 小时，不能疲软。病变局限于阴茎海绵体，尿道海绵体不受累。据发病机制一般分为低流量（缺血性）和高流量（非缺血性）两类阴茎异常勃起。

低流量阴茎异常勃起指阴茎海绵体内很少或无血流，海绵体内形成大量静脉血栓，临床表现为疼痛性坚硬勃起。海绵体血气分析显示缺氧、高碳酸血症及酸中毒。病因可分为：①血液疾病，尤其是慢性粒细胞性白血病，血栓高危因素也容易导致异常勃起发生；②全身麻醉抑或是区域麻醉亦引起异常勃起，手术过程中阴茎操作可加重症状；③非血液性恶性肿瘤，如来源于阴茎、尿道、前列腺、膀胱、肾和乙状结肠肿瘤；④其他药物，早期发现的抗高血压药（肼屈嗪、胍乙啶），后来的 α 受体阻滞药，还有精神类药物及抗抑郁药物，如镇静催眠；⑤特发性，无任何诱因引起的阴茎异常勃起，约占一半。病理改变：长期的阴茎缺血、缺氧及高张状态，引起海绵体缺血、酸中毒、血栓、坏死性及纤维化性病理变化。

高流量阴茎异常勃起，又称动脉型，特点为血流灌注异常增多，阴茎或会阴外伤为最常见原因。通常表现为阴茎海绵体并不完全勃起或疼痛不明显，血气分析未发现缺氧就酸中毒。由于阴茎海绵体内血氧饱和度接近动脉血，通常不发生损伤性病理变化。

阴茎异常勃起的治疗，首先要明确类型及病因，血气分析及超声可以鉴别诊断。缺血性的异常勃起的治疗：有原发病的，首先选择治疗原发病，如白血病、镰状红细胞贫血，同时进行阴茎海绵体局部对症处理；然后通常在给予镇静、镇痛等的同时给予阴茎海绵体注射药物治疗，如常用的拟交感神经药物有间羟胺（阿拉明）、去氧肾上腺素（新福林）等，该方法适用于异常勃起时间 < 12 小时，能显著提高缺血性阴茎异常勃起的缓解率；当异常勃起 < 24 小时，可选用阴茎海绵体减压治疗，用粗注射针头穿刺阴茎海绵体，放出积血，直至流出的血液颜色变红、阴茎变软，以使阴茎海绵体内血流恢复正常，注意挤压阴茎海绵体脚，该方法可以重复使用。阴茎海绵体内药物注射 1 小时勃起仍无缓解或持续异常勃起时间超过 24 小时，需进一步行分流术，常用分流术式：手术方法分为远端分流（Winter 法、Ebbehoj 法、Al-Ghorab 法、T-shunt 法）及近端分流（Quackles 法、Grayhack 法和 Barry 法）。建议首先选用远端分流术，近端分流术使用较少。近端分流术较远端分流术的技术要求高，并发症多，尤其是术后 ED 的发生率更高。

非缺血性阴茎异常勃起的治疗：保守治疗包括阴茎局部冰敷及口服扩血管药物（降低海绵体灌注压），部分非缺血性阴茎异常勃起可自行缓解；对于经保守治疗无效且持续不能缓解的非缺血性阴茎异常勃起患者，推荐应用高选择性阴部动脉栓塞。

阴茎异常勃起处理后必须满足以下 4 条标准方可视为成功：①阴茎变软；②疼痛缓解；③血流恢复；④海绵体酸中毒纠正。缺血性异常勃起阴茎要满足 4 条；非缺血性阴茎异常勃起满足前 2 条。

六、病例点评

该患者男性，阴茎异常勃起 60 小时；查体：可见阴茎肿大，变硬，持续勃起状态，触痛明显，可见皮肤阴茎皮肤水肿。且患者有抑郁症，平素口服镇静催眠药物米氮平，结合超声造影及阴茎海绵体血气分析，均诊断静脉性阴茎异常勃起。由于阴茎异常勃起时间较长，选择行阴茎头 - 阴茎海绵体分流术，手术效果较好。

阴茎异常勃起的总体治疗原则是尽量减少患者持续勃起时间，恢复阴茎海绵体血液循环，解除海绵体组织缺氧状况，减少其纤维化程度，不必一味追求阴茎完全疲软。处于略充盈或半勃状态的阴茎多于术后 3 ~ 5 天可痿软。该病治疗的目的应是最大限度保护患者术后阴茎勃起功能。缺血性阴茎异常勃起超过 24 小时发生 ED 的概率极大。故早期诊断及早期的阶梯治疗，对预防 ED 的发生有很重要的影响。

（孟建国）

病例 50　恶性潜能未定的前列腺间质肿瘤

一、病例摘要

患者：男性，49 岁。主因"排尿不畅 7 年余，伴乏力食欲缺乏 40 余天"入院。患者于 7 年前无明显诱因出现尿频、尿线变细、尿无力、射程变近等症状，不伴有血尿、发热等不适，就诊于当地医院，诊断为前列腺增生，予以口服药物（具体不详），口服药物后自觉排尿困难症状较前略好转。于 40 天前出现乏力食欲缺乏，尿频症状加重，每晚排尿 8 ~ 9 次，就诊于当地医院，诊断为慢性胃炎。口服药物，效欠佳，再次就诊于当地中医院，行超声提示双肾积水，查血肌酐 1320 μmol/L，现为求彻底诊治，就诊我院，收住院。

既往体健。否认高血压、糖尿病、脑梗等病史，否认外伤、手术史，否认过敏史。偶尔吸烟 30 余年，无其他不良嗜好。已婚，育有 2 女，配偶及子女体健。

体格检查：血压：184/98mmHg，其余生命体征平稳，神清语利，精神萎靡，贫血貌。

专科检查：膀胱区隆起，叩诊呈浊音。外生殖器：阴毛呈男性分布，阴茎、阴囊、睾丸未见异常。直肠指诊：前列腺大小约5.0cm×5.0cm，质韧，中央沟消失，无触压痛，未触及结节状肿物，指套无血染，肛门括约肌张力正常。

辅助检查：

血常规：RBC：2.61×10^{12}/L，HGB：81.0g/L，余（-）。

肾功能：BUN：36.75mmol/L，Cr：1354.59μmol/L，CO_2CP：11.29mmol/L。

血PSA：TPSA：0.48ng/ml，FPSA：0.11ng/ml，TPSA/FPSA：22.92%。

腹部超声：双肾积水，肝胆脾胰未见异常。

泌尿系平扫CT：双肾积水，双侧输尿管全程扩张，膀胱壁增厚，前列腺突入膀胱（图12-5）。

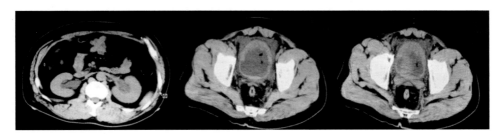

图12-5　泌尿系CT平扫

前列腺MR：前列腺体积增大，右叶内可见大小约3.5cm×3.9cm×4.0cm肿物，边界清楚（图12-6）。

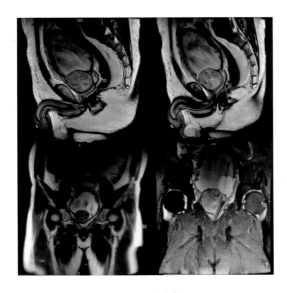

图12-6　前列腺MRI

二、入院诊断

1. 前列腺肿瘤性质待查。

2. 双肾积水。

3. 肾衰竭。

4. 贫血。

三、鉴别诊断

1. 良性前列腺增生 患者多为老年男性，多以尿频起病，之后出现排尿困难甚至尿潴留等症状，直肠指诊前列腺体积增大，质地较韧，无结节。血 PSA 正常范围。该患者发病时年龄约 42 岁，较普通前列腺增生患者为早，不考虑该疾病。

2. 前列腺癌 多为老年男性，早期患者可无明显症状，前列腺增大明显时可出现进行性排尿困难，压迫直肠有大便异常等，远处转移者有骨痛、咳嗽、易骨折等，直肠指诊前列腺有硬结，血 PSA 升高，前列腺穿刺活检可以明确诊断。该患者前列腺 MRI 提示前列腺右叶肿瘤，需要行前列腺穿刺活检排外该疾患。

四、治疗经过

入院后分析患者病情，患者因为膀胱出口梗阻，长期膀胱排空差，残余尿量增多，导致膀胱内压力持续增高，导致膀胱功能失代偿，从而导致双肾积水、肾衰竭。入院后即刻予以留置尿管开放引流，引流尿液后患者肾功能恢复良好。各项检查提示患者患有前列腺肿瘤性质待定，遂在超声引导下行经直肠前列腺穿刺活检。病检结果回报：恶性潜能未定的前列腺间质肿瘤（stromal tumor of uncertain malignant potential）。行经尿道前列腺电切术（TURP）。腰麻麻妥后，患者取截石位，常规消毒、铺无菌单。经尿道置入 26F 电切镜，观察见前列腺右侧叶突入膀胱明显，膀胱内可见小梁、小室，未见肿瘤，双侧输尿管口清晰，可见正常喷尿。电切前列腺右叶突入膀胱部分以及前列腺左右叶，彻底止血。留置三腔尿管持续膀胱冲洗，术毕，安返病房。术中麻醉满意，出血不多。患者术后病情平稳，无手术并发症。留置尿管 7 天后拔除尿管，患者自诉排尿特别通畅，较术前明显改善。术后病检和术前穿刺活检结果一致，为恶性潜能未定的前列腺间质肿瘤。复查 CT 双肾积水消失，前列腺右叶肿瘤消失（图 12-7），肾功能恢复正常。

出院诊断：恶性潜能未定的前列腺间质肿瘤、双肾积水、肾衰竭、贫血。

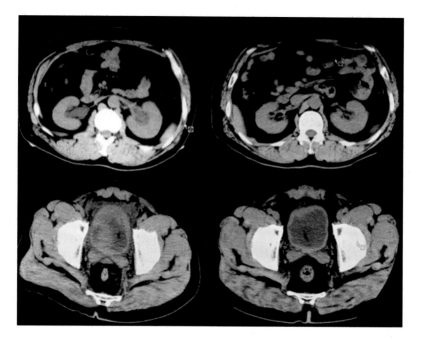

图 12-7　复查泌尿系 CT

五、病例分析

前列腺间质肿瘤分为两类：恶性潜能未定的前列腺间质肿瘤（stromal tumor of uncertain malignant potential, STUMP）和前列腺间质肉瘤（prostate stromal sarcoma, PSS）。STUMP 发病率很低，临床主要表现为下尿路症状，如急性尿潴留、血尿、尿频、尿痛、排便习惯改变等。

六、病例点评

恶性潜能未定的前列腺间质肿瘤（STUMP）为泌尿外科罕见病。直肠指检是发现病变的基本手段，一般血清 PSA 正常。依据病史、体格检查、尿常规、泌尿系超声、MR 等辅助检查手段，都难以和前列腺癌或者前列腺肉瘤加以区分，故对于临床通过直肠指检和影像学手段发现的前列腺肿瘤，如果血 PSA 正常范围时应考虑前列腺间质肿瘤可能，最终需要行前列腺穿刺活检明确诊断。

由于恶性潜能未定的前列腺间质肿瘤（STUMP）为泌尿外科罕见病，所以尚无统一的标准治疗方案。包括期待检测、前列腺部分切除术、前列腺全切术、根治性前列腺切除术、放疗、化疗、内分泌治疗以及综合治疗。目前认为影响治疗方案选择的因素包括患者年龄、直肠指诊或者影像学检查得到的肿瘤形态和大小、肿瘤的扩散程度等。综上所述，通过前列腺穿刺活检可以明确诊断 STUMP，但其肿瘤学特性及治疗标准仍存在争议。未来研究的重点是结合临床实践制定出标准治疗方案，以便能够及时适当有效的治疗，使患者获得最好的疗效。

（李双平）

病例 51　Zinner 综合征

一、病例摘要

患者：男性，30 岁，已婚。主因排尿困难半年余入院，于半年前在饮酒后出现尿频、尿急、尿痛、尿不尽等排尿困难症状。日间排尿 7～8 次，夜间排尿 5～6 次，无血尿症状，未予特殊治疗。半年内患者上述症状间断发作，自行口服消炎药后（具体不详）症状缓解，于 2012 年 3 月 21 日就诊于重机医院，行静脉肾盂造影、盆腔 CT 检查诊断为双侧精囊囊肿、左肾缺如。重机医院建议手术治疗，现患者为求进一步治疗就诊于我院，入住我科。患者自发病以来，精神、食欲尚可，睡眠欠佳。大便正常。体重无明显变化。1984 年，患者在当地医院行"左腹股沟斜疝修补术"。

否认糖尿病、高血压、心脏病病史；否认肝炎结核等传染病史；否认外伤及输血史。有青霉素过敏史。

体格检查：体温 36.5℃，脉搏 82 次／分，呼吸 20 次／分，血压 130/80mmHg。一般状况可，心肺未见明显异常，左腹股沟可见长约 5cm 手术愈合瘢痕，腹软，无抵抗。全腹未触及压痛及反跳痛，肠鸣音 5 次／分。双侧腰部曲线对称未见局限性隆起，双肾区未触及包块状肿物，双肾叩击痛（－），沿双侧输尿管走行区无压痛，未触及肿物；膀胱区未见局限性隆起，压痛（－），外生殖器：未见明显异常。肛周无红肿。

辅助检查：①盆腔 CT（太原市和平医院，2012 年 3 月 26 日）：左肾区缺如；精囊腺囊肿（图 12-8）；②静脉肾盂造影（山西医科大学第二医院）：左肾盂、输尿管未显影，右肾盂、肾大小盏、右输尿管显示良好。膀胱内充盈缺损性质待查（图 12-9）；③泌尿系彩超（太原市和平医院 2012 年 3 月 23 日）：左肾发育不全，左侧射精管囊肿不除外，双侧精囊腺囊肿；④膀胱镜（太原市和平医院 2012 年 3 月 27 日）：膀胱肿物待查，精囊囊肿？⑤盆腔 MRI（山西医科大学第二医院）：双侧精囊腺囊肿见（图 12-10）；⑥利尿肾动态显像：右肾功能正常，左肾无功能（图 12-11）。

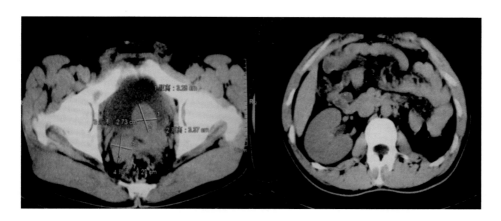

图 12-8　泌尿系 CT

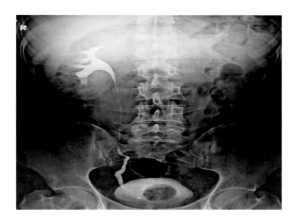

图 12-9　静脉肾盂造影

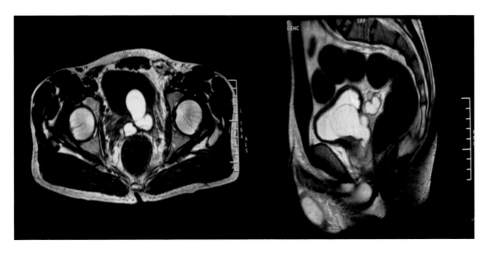

图 12-10　盆腔 MRI

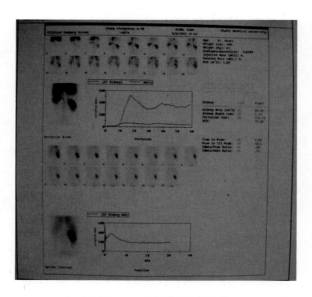

图 12-11　利尿肾动态显像

二、入院诊断

1. 双侧精囊囊肿。

2. 左肾缺如。

3. 左斜疝修补术后。

三、鉴别诊断

1. 精囊结核　具有精囊炎的症状，但直肠指诊时前列腺、精囊可触及浸润性硬结，多伴附睾结核结节。

2. 精囊肿瘤　具有血精、尿频、尿急等尿路症状。直肠指诊可触及精囊部不规则硬结。精囊造影可出现充溢缺损，经会阴或直肠穿刺活检可确诊。

四、治疗经过

积极完善相关检查，行腹腔镜双侧精囊腺囊肿切除术，术后予以对症治疗。

出院诊断：Zinner 综合征、双侧精囊囊肿、左肾缺如。

五、病例分析

Zinner 综合征于 1914 年首次报道，是一种罕见的先天性精囊囊肿合并同侧肾缺如的泌尿生殖系统良性病变，亦有学者报道本病可存在患侧肾脏发育不良。多发生在 20 ～ 40 岁，发病较隐匿，临床罕见，发病率约 2.14/10 万。病变位于右侧与左侧的比例约为 2 ： 1，IVU、CT、MRI 检查对确诊有一定的价值，MRI 由于能进一步区分精囊腺囊肿的性质，对确诊更具有特异性。常无明显症状，多在查体时偶然发现，部分患者可因排尿症状、血精及不育等就诊，可合并泌尿生殖系统其他畸形，如隐睾、尿道下裂、两性畸形及多囊肾等。直肠指检可初步了解病变与前列腺及直肠的关系。B超检查可发现盆腔无回声囊性病变；经直肠 B 超可提高诊断准确性。MRI 为确诊精囊囊肿的首选检查方法。精囊囊肿多位于一侧，与前列腺之间有前列腺包膜分隔，囊肿较大时可见对膀胱、前列腺及直肠的推压表现。完善上尿路影像学检查可进一步明确有无其他泌尿系统畸形，有助于 Zinner 综合征的诊断，避免漏诊及误诊。需鉴别患者是否存在发育不良的小肾、异位肾或重复肾，以免导致误诊。

六、病例点评

1. 该患者青年男性，出现尿频等下尿路症状。诊断依靠典型的病史、影像学检查诊断并不困难，但该病例属罕见病例。如果囊肿体积较小应密切观察，该病例行腹腔镜治疗，并取得良好疗效。

2. 对于囊肿直径＜2.5cm 的无症状者无须治疗，对于囊肿较大、出现症状、保守治疗无效、具备手术指征者应积极手术治疗。由于经直肠、会阴囊肿穿刺抽吸术、经尿道精囊腺囊肿去顶术、开放手术等创伤较大、术后并发症多，近年来已逐渐被腹腔镜手术或机器人辅助腹腔镜手术所取代。机器人辅助腹腔镜手术治疗本病具有视野清晰、创伤小、出血少、术后恢复快、并发症少等优点，是目前最佳的治疗方式。

（李承勇）

参考文献

[1] 侯建全 . 实用泌尿外科学（第 3 版）[M]. 北京：人民卫生出版社，2019.

[2] 颖浩 . 中国泌尿外科和男科疾病诊断治疗指南 [M]. 北京：科学出版社，2022.

[3] 中国医疗保健国际交流促进会，泌尿健康促进分会 . 泌尿外科腹腔镜手术围手术期出血防治专家共识 [J]. 现代泌尿外科杂志，2021，26（6）：463-468.

[4] 中国医促会泌尿健康促进分会，中国研究型医院学会，泌尿外科专业委员会 . 超声引导下经直肠前列腺穿刺安全共识 [J]. 现代泌尿外科杂志，2018，23（11）：814-819.

[5] 万学红 . 诊断学（第 9 版）[M]. 北京：人民卫生出版社，2018.

[6] 中国抗癌协会泌尿肿瘤专业委员会 . 前列腺癌骨转移和骨相关疾病临床诊疗专家共识（2021 版）[J]. 中华肿瘤杂志，2021，43（10）：1016-1026.

[7] 徐钢 . 肾脏病诊疗指南（第 3 版）[M]. 北京：科学出版社，2021.

[8] N. 里德·邓尼克 . 泌尿生殖系统影像诊断学（原书第 6 版）[M]. 北京：中国科学技术出版社，2019.

[9] 中国抗癌协会泌尿男生殖系肿瘤专业委员会微创学组 . 中国泌尿外科围手术期血栓预防与管理专家共识 [J]. J Mod Urol，2020，25（12）：1048-1051.